Dᵣ Auguste SIGOGNE

DE L'UNIVERSITÉ DE PARIS

CONTRIBUTION A L'ÉTUDE

DE

LA NÉPHRITE

au cours & dans la convalescence

DES ANGINES AIGUES NON SPÉCIFIQUES

PARIS

Jules ROUSSET

36, RUE SERPENTE

1902

Dr Auguste SIGOGNE
DE L'UNIVERSITÉ DE PARIS

CONTRIBUTION A L'ÉTUDE

DE

LA NÉPHRITE

au cours & dans la convalescence

DES ANGINES AIGUES NON SPÉCIFIQUES

PARIS

Jules ROUSSET

36, RUE SERPENTE

1902

A MA MÈRE

A MON PÈRE

A MES FRÈRES CLÉMENT ET LUCIEN

A MON PRÉSIDENT DE THÈSE

MONSIEUR LE PROFESSEUR HUTINEL

Professeur de Pathologie interne
Médecin de l'hospice des Enfants-Assistés
Membre de l'Académie de médecine
Chevalier de la Légion d'honneur

AVANT-PROPOS

Les complications à distance des angines aiguës non
diphtériques et non scarlatineuses sont aujourd'hui bien
connues ; la néphrite a été signalée une des premières :
peut-être cependant cet accident n'attire-t-il pas, en
général, l'attention des médecins autant qu'il le mérite
par sa fréquence et parfois par sa gravité ; il est d'autant plus important d'en bien connaître la possibilité
que la néphrite est le plus souvent latente et demande à
être recherchée : l'examen systématique des urines permet seul, dans un très grand nombre de cas, de reconnaître une néphrite qui, non diagnostiquée et non traitée,
pourrait passer à l'état chronique ou se révéler brusquement par des accidents foudroyants d'urémie. Nous
avons pu observer, dans le service de M. Moizard, plusieurs faits d'albuminurie survenant au cours d'angines
non spécifiques : deux fois il s'est agi de néphrite hémorrhagique. Il nous a paru intéressant de réunir les principales observations de ce genre ; la connaissance de ces

faits se double en effet d'un intérêt pratique de premier ordre, car la néphrite, pour être dépistée, doit être recherchée de parti pris, et, reconnue à temps, on peut le plus souvent la guérir complètement par un traitement approprié.

Après avoir rappelé, dans un chapitre d'historique, comment on a pu considérer les angines comme des maladies générales, susceptibles de complications à distance, parmi lesquelles la néphrite tient le premier rang, nous indiquerons comment on conçoit la pathogénie de ces accidents, quelle en est l'étiologie. Nous passerons sous silence l'anatomie pathologique, qui est celle de toutes les néphrites aiguës; mais nous nous attacherons à l'étude clinique et nous tenterons de préciser comment la néphrite apparaît et évolue dans les différents cas.

Arrivé au terme de nos études médicales, nous tenons à remercier ici tous nos maîtres dans la médecine. Nous garderons toujours le meilleur souvenir de l'accueil bienveillant que nous avons rencontré auprès des professeurs de l'école de médecine de Poitiers. Nous adressons tous nos remerciements à M. Moizard, qui nous a permis de reproduire des observations prises dans son service, à l'hôpital des Enfants-Malades. Nous sommes très sensible à l'honneur que nous fait M. le professeur Hutinel en acceptant la présidence de cette thèse.

HISTORIQUE

On a signalé depuis longtemps quelques-unes des
complications lointaines des angines aiguës : c'est ainsi
que Verneuil (1), en 1857, rapportait deux observations
d'orchite amygdalienne. Mais, à cette époque, on ne
songeait pas à considérer l'angine et la complication tes-
ticulaire comme deux effets locaux d'une même cause
générale, et le terme de métastase servait à couvrir
l'ignorance commune. Dans son article du *Dictionnaire
de médecine et de chirurgie pratiques*, Desnos écrit :
« Toutes les maladies peuvent compliquer l'amygdalite. » Mais il ajoute (et par là il montre qu'il est loin
de considérer l'amygdalite comme une maladie générale) : « Nous passerons sous silence des éléments mor-
bides, tels que les états gastriques et bilieux qui peuvent
s'adjoindre à l'amygdalite. Souvenons-nous qu'il ne
s'agit en ce moment que de l'angine inflammatoire.
L'apparition d'un de ces éléments de maladie, bien

(1) VERNEUIL, Des épanchements dans la tunique vaginale, mé-
tastatiques de l'arrière-bouche. *Archiv. génér. de méd.*, 1857.

accentué, constitue des angines à physionomie propre, à
indications thérapeutiques spéciales. » Et, rappelant les
faits d'orchite signalés par Verneuil, et d'ovarite rapportés par James (1), Desnos les attribue seulement
« aux liens physiologiques qui peuvent unir les tonsilles
aux organes génitaux » (2).

C'est Lasègue qui, le premier, dans son *Traité des
angines,* publié en 1868, insiste sur ce fait que l'angine
est une maladie générale : « Le malade, écrit-il à propos
de l'herpès guttural, est, bien avant l'apparition des
phénomènes topiques, sous le coup d'un malaise fébrile
qui ne le cède en rien aux fièvres initiales les plus me-
naçantes. Élévation de la température, fréquence du
pouls, céphalalgie, sécheresse pénible de la peau, ardeur
de la bouche, enduit caractéristique de la langue, sensation de courbature, dépression inquiète, en un mot,
tous les signes qui concourent à former l'exemplaire
classique des grandes fièvres à leur début (3). » Et, plus
loin, le même auteur ajoute : « De quelque manière
qu'il convienne aux médecins de décider une question
éternellement discutable, il n'en est pas moins vrai que
certaines angines aiguës sont précédées par un tel con-
sensus de troubles généraux, qu'on ne peut les considérer comme des lésions indifférentes ou réduire leur
étude à celle des phénomènes locaux (4). » De par la

(1) JAMES, *Medical Times and Gazette,* 1859.
(2) DESNOS, Art. Amygdales, *Dictionnaire de médecine et de chirurgie pratiques,* 1865.
(3) LASÈGUE, *Traité des Angines,* Introduction, p. x.
(4) LASÈGUE, *Loc. citat.,* Introduction, p. xi.

clinique seule, la conception de l'angine maladie générale paraît dès lors bien établie ; bien que Lasègue
n'étudie pas en détail les complications lointaines des
angines, et en particulier la néphrite, il comprend l'importance des phénomènes généraux, et la voie semble
tracée dès ce moment aux auteurs qui voudront reprendre et élargir la conception de Lasègue lorsque la doc-
trine de l'infection fera son entrée dans la science.

Cependant, après la publication du *Traité des angines*
s'étend une longue période dans laquelle aucun travail
important ne mérite d'être signalé. En 1880, Lasègue
publie un fait d'angine rhumatismale suivie de néphrite (1)
et il rattache l'angine et la néphrite à une cause commune, le rhumatisme. Mais la notion de l'infection générale comme cause des amygdalites ne se précise nettement que lorsque paraissent, en 1880 et en 1881, les deux
importants mémoires de Kannenberg et de Bouchard: or,
c'est précisément l'albuminurie qui attire toute l'attention de ces deux auteurs. Kannenberg étudie la néphrite
dans les maladies infectieuses, et écrit : « On sait par expérience que toutes les maladies inflammatoires des
amygdales sont souvent accompagnées de néphrites
aiguës. » Et il cite trois faits où l'on a pu constater une
grande quantité de microbes dans l'urine (2). Bouchard
cite plusieurs cas d'amygdalite suivis de néphrite, et
dans lesquels il a trouvé des microbes dans les urines.

(1) LASÈGUE. Angine et néphrite rhumatismales, *Arch. gén. de
méd.*, 1880.

(2) KANNENBERG. Ueber Nephritis bei acuten infections krankheiten. *Zeitschr. f. klin. med.*, 1880.

Dès lors, on doit considérer l'amygdalite aiguë comme une maladie générale infectieuse, et nous voyons quelle part capitale revient à l'étude de la néphrite dans cette conception nouvelle (1).

Deux ans plus tard, Landouzy reprend cette notion, qui restera désormais classique : « Nous pensons, d'après la série des preuves précédemment accumulées, avoir démontré que, ici, amygdalite et néphrite ont été monnaie de la même pièce et l'expression polymorphe d'une même infection. » Et, pour Landouzy, l'expression dé fièvre amygdalienne est préférable à celle d'amygdalite, qui ne fait penser qu'à une lésion purement locale (2).

Depuis cette époque, les travaux se multiplient, et en même temps que s'affirme mieux la nature infectieuse de l'amygdalite, de nombreux cas de néphrite sont rapportés. Nous nous contenterons de signaler les articles de Dubousquet-Laborderie (3), les thèses de Rousseau (4) et de Descoings (5), de Laffitte (6), etc. Actuellement, la question est bien mise au point, et cette notion que les amygdalites peuvent se compliquer de néphrite est deve-

(1) BOUCHARD, Des néphrites infectieuses. *Congrès de Londres*, 1881, et *Revue de médecine*, 1881, p. 671.

(2) LANDOUZY. De l'amygdalite infectieuse, *Progrès médical*, 1883, — et : Fièvre amygdalienne, *Gaz. des hôpitaux*, 1885.

(3) DUBOUSQUET-LABORDERIE. Quelques considérations cliniques sur les amygdalites infectieuses, *Gaz. des hôp.*, 1887.

(4) ROUSSEAU. Contribution à l'étude de l'amygdalite infectieuse aiguë. *Thèse de Paris*, 1888.

(5) DESCOINGS, De l'amygdalite considérée comme maladie générale et infectieuse. *Thèse de Paris*, 1890.

(6) LAFFITTE. Essai sur le mal de Bright et les néphrites. *Thèse de Paris*, 1888.

nue absolument classique, comme on peut s'en assurer par la lecture des articles des grands traités de médecine : « Les néphrites infectieuses sont une des plus fréquentes de ces complications viscérales », dit M. Ruault (1) ; MM. Teissier et Roques (2), Dupré (3), Bourges (4), Chauffard (5) s'expriment de même.

Nous devons signaler aussi ce fait que, en dehors des angines diphtériques, la néphrite a été signalée aussi comme complication de l'angine de Vincent comme on peut s'en assurer par une récente communication de Simonin

En même temps que l'on étudiait les complications rénales, d'autres accidents lointains étaient signalés. C'est ainsi qu'avec les travaux de Joal (6) de Teysseyré (7), de de Lapersonne (8), de Poinot (9), on connaît mieux les orchites et les arthropaties consécutives aux amygdalites aiguës ; et l'on ne peut plus nier vrai-

(1) Ruault. Art. amygdalite catarrhale. *Traité de médecine* Charcot-Bouchard, t. iii.

(2) Teissier et Roques. Maladies du pharynx, *Traité de médecine et de thérapeutique*, t. iv.

(3) Dupré. Angines aiguës. *Traité des maladies de l'enfance.*

(4) Bourges. Angines simples, *Manuel de médecine*, t. v.

(5) Chauffard. Néphrites. *Traité de médecine et de thérapeutique*, t. v.

(6) Joal, *Archives génér. de médecine*, 1886.

(7) Teysseyré, Contribution à l'étude des manifestations testiculaires dans les amygdalites aiguës, *thèse de Paris*, 1900.

(8) De Lapersonne, Des arthrites infectieuses non tuberculeuses, *thèse de Paris*, 1886.

(9) Poinot, Des complications articulaires dans les angines non diphtériques, *thèse de Paris*, 1899.

ment le caractère général et infectieux des angines aiguës non spécifiques.

On est alors en droit de considérer que l'amygdalite et la néphrite ne sont que deux localisations spéciales d'une même maladie infectieuse, et l'on doit admettre pleinement les conclusions qu'avait si nettement établies le professeur Landouzy en 1883.

Cependant quelques auteurs pensaient que l'albuminurie n'appartient pas à toutes les angines, et qu'elle est plus spéciale aux angines rhumatismales. Dans une excellente revue générale, M. Jeanselme (1) réfute justement cette opinion soutenue par Laure et Benoit-Gonin (2): « Voici par exemple un malade sujet aux angines simples ; dans deux de ces poussées l'urine examinée renferme de l'albumine, et comme, au cours de la deuxième, des douleurs subaiguës apparaissent dans les articulations, cela suffit à l'auteur pour affirmer la nature rhumatismale de l'angine. Chez un autre malade, une angine inflammatoire violente s'accompagne, pendant un mois, d'une albuminurie considérable, avec cylindres abondants dans les urines, troubles de la vue, et bouffissure de la face ; comme l'année suivante, dans la convalescence d'une nouvelle poussée d'angine, des accidents articulaires apparaissent, M. Benoit-Gonin se

(1) JEANSELME. De l'arrière-gorge et de l'amygdale en particulier considérées comme portes d'entrée des infections. *Gaz. des hôpit.*, 1890.

(2) BENOIT-GONIN, Etude clinique sur l'albuminurie des angines, *thèse de Lyon*, 1882.

croit autorisé à ranger l'angine en question parmi les manifestatious rhumatismales. »

Cette opinion est évidemment peu soutenable ; et il est actuellement hors de doute que la néphrite complique l'amygdalite au même titre que toutes les autres maladies infectieuses : « Comme la grande majorité des affections d'origine parasitaire, et en sa qualité de maladie générale, l'amygdalite aiguë est susceptible de présenter des localisations variées du virus sur les divers appareils. Dans la plupart des cas, hâtons-nous de le dire, tout se passe sans incident et la maladie s'éteint sur place sans avoir eu le temps d'atteindre d'autre organe que l'isthme du gosier. Il n'en est pas moins vrai que tout individu atteint d'amygdalite est menacé, quoique dans une faible mesure, de complications plus ou moins graves. De même, le porteur d'une blennorrhagie peut sortir sans encombre de sa phlegmasie uréthrale, mais est cependant exposé de par le gonocoque, à l'orchite, au rhumatisme, à l'ophtalmie, et à d'autres complications plus ou moins sérieuses (1). »

L'amygdale peut n'être touchée que secondairement par l'infection : une infection générale, quelle qu'ait été sa porte d'entrée, peut secondairement donner lieu à une angine, ainsi que l'a montré surtout le professeur Bouchard. Mais bien souvent une lésion quelconque de l'amygdale est la voie ouverte à l'infection ; nous venons de voir la fréquence et l'importance des complications générales des amygdalites aiguës ; mais des accidents

(1) SALLARD, Les amygdalites aiguës, thèse de Paris, 1892.

semblables ont été signalés comme conséquence des végé-
tations adénoïdes : M. Gallois (1) a insisté sur ces faits. C'est
que les organes lymphatiques qui forment au fond de la
gorge le cercle amygdalien de Waldeyer (amygdales pala-
tines, linguales, tubaires et pharyngée) sont la grande
barrière contre les infections : « Ce sont des organes de
défense constituant à l'entrée des voies aériennes et diges-
tives un véritable cordon sanitaire. Ce sont des filtres vigi-
lants interposés sur le chemin de la grande circulation.
Si cette première barrière est forcée, l'infection locale est
réalisée, mais, pour devenir générale, elle devra encore
franchir les ganglions que nous avons énumérés, qui
sont l'aboutissant des lymphatiques de ces diverses
amygdales, et constituent un second cercle défensif (2). »
Ainsi l'infection amygdalienne est le premier stade de
l'infection générale, dont les complications à distance,
la néphrite dans le cas qui nous occupe, représentent une
seconde phase ; et, dans des maladies générales, dans la
scarlatine en particulier, il semble que l'infection par le
pharynx suffise le plus souvent à expliquer les complications viscérales, c'est l'opinion soutenue par MM. Hutinel
et Deschamps lorsqu'ils écrivent : « Dans presque tous les
cas où l'on a étudié les adénites les arthrites et les néphrites, les endocardites, les pleurésies scarlatineuses, l'examen
bactériologique a révélé la présence d'un streptocoque fort
analogue, sinon identique au streptocoque pyogène
de Rosenbach. Or ce micro-organisme se trouve ordi-

(1) GALLOIS, Néphrites et endocardites chez les adénoïdiens.
Bulletin médical, 1897.
(2) TEISSIER, et ROQUES, *loco citator*

nairement dans le pharynx dès le début de la maladie, et il joue un rôle dans la genèse des inflammations qui siègent dans cette cavité. Et il est probable que c'est à la faveur de ces inflammations qu'il pénètre dans l'économie (1). »

Il semble que nous nous soyons un peu éloigné ici du point particulier qui nous occupe, de la néphrite, dans les angines non spécifiques ; mais nous voyons la question s'élargir de plus en plus avec les travaux modernes ; et si l'on ne saurait plus considérer aujourd'hui l'amygdalite aiguë comme une maladie locale, on doit admettre que les complications viscérales, dont la néphrite est la plus fréquente, résultent des localisations spéciales de l'agent infectieux, localisations qui peuvent être contemporaines de l'angine ou consécutives à elle.

Telle est la conception actuelle de l'amygdalite ; voilà comme on doit comprendre ses rapports avec la néphrite. Ainsi l'on est arrivé à une interprétation large et compréhensive des faits, sous l'impulsion des travaux de Kannenberg, de Bouchard et de Landouzy.

Mais si l'on s'est attaché surtout à préciser la pathogénie de la néphrite, on a cherché aussi à en étudier l'évolution et les symptômes particuliers. Dans son mémoire, Bouchard signale l'époque où la néphrite se manifeste de préférence ; il montre que l'albuminurie peut être passagère et disparaître avec la maladie causale, ou bien au contraire qu'elle peut persister et s'accompagner par la suite de tous les signes du brightisme ;

(1) Hutinel et Deschamps, Antisepsie médicale et scarlatine *Bulletin médical*, 1890.

il convient d'insister sur ce travail, car c'est là que Bouchard tente d'établir la distinction entre l'albumine rétractile, et l'albumine non rétractile, entre l'albumine fébrile et l'albumine des néphrites. Nous savons d'ailleurs ce qu'il faut penser de cette opinion battue en brèche par Jaccoud, Lépine, A. Gautier, abandonnée aujourd'hui par M. Bouchard lui-même ; et l'on doit admettre avec Lécorché et Talamon (1) que toute albuminurie est l'indice certain d'une inflammation rénale, d'une néphrite véritable, tantôt passagère et guérissant complètement en même temps que la maladie causale, tantôt plus grave et persistant pendant la convalescence. C'est là une notion importante ; car nous sommes amené à considérer comme des faits de même ordre toutes les albuminuries constatées au cours des angines, qu'elles soient transitoires ou plus durables. C'est ce qui explique que, dans des amygdalites en apparence semblables, tantôt l'albuminurie disparaît rapidement, tantôt persiste ; Bouchard cite déjà un cas où la mort fut la conséquence de la néphrite ; il en fut de même dans quelques autres observations. L'histoire clinique de la néphrite amygdalienne nous montre donc des cas très différents par la gravité ; il n'en reste pas moins acquis qu'une angine en apparence banale et insignifiante peut causer une néphrite mortelle ; c'est ce qui se dégage nettement des travaux publiés. Mais dans la plupart des cas, la néphrite n'évolue pas très rapidement, et les accidents urémiques n'apparaissent qu'assez tardivement. Cela n'est pas constant, et une

(1) LÉCORCHÉ et TALAMON, *Traité de l'albuminurie et du mal de Bright.*

observation de Boucseim (1) montre que l'évolution peut être suraiguë et emporter le malade en quelqucs jours.

Ainsi s'est édifiée l'histoire pathogénique et clinique de la néphrite des angines aiguës non spécifiques. Nous voyons comment cette complication, d'abord à peine signalée, s'impose de plus en plus à l'attention des médecins, comment sa connaissance permet de modifier la conception ancienne de l'amygdalite considérée autrefois comme une inflammation locale, et quelle évolution différente peut avoir cette néphrite, tantôt passagère et essentiellement curable, tantôt grave, et entraînant des accidents mortels, presque immédiats, ou plus tardifs, par son passage à l'état chronique.

(1) Boucseim, Tonsilitis. *The american Journ. of the medic. science* 1889.

PATHOGÉNIE

Il nous fout tout d'abord bien établir ce fait qu'il n'y
a pas de différence essentielle entre l'albuminurie fébrile
et l'albuminurie des néphrites proprement dites. Sans
doute, l'une disparaît à la période de convalescence,
tandis que l'autre persiste; mais on ne saurait dire,
lorsque l'on constate de l'albumine dans les urines d'un
malade atteint d'une affection aiguë, si cette albumine
disparaîtra rapidement, on persistera pendant un temps
plus ou moins long : il n'y a, entre ces deux ordres de
faits, qu'une différence de gravité, que l'on ne peut apprécier en toute sûreté que par l'évolution de la maladie.
« *La glomérulite aiguë desquamative* représente le véritable substratum anatomique, la condition *sine qua non*
de toute albuminurie », disent Lécorché et Talamon, et
plus loin ils ajoutent : « Nous croyons avoir montré que
le mécanisme intime de l'albuminurie, malgré la multi-
plicité et la diversité de ces conditions, *est un et toujours
le même*, et que *le passage de l'albumine dans l'urine*

*est constamment lié à l'altération du filtre gloméru-
laire* (1). »

Cependant, on avait cherché à distinguer ces deux
sortes d'albuminurie, celle qui disparaît et celle qui se
prolonge. Comme nous l'avons déjà dit, M. Bouchard
avait pensé que l'albumine rétractile est l'indice certain
d'une lésion rénale, d'une néphrite véritable, et que
l'albumine non rétractile s'observe dans les fièvres, in-
dépendamment de toute néphrite. Cette opinion a été
battue en brèche. Lépine, A. Gautier, Gaube, ont montré que le degré de rétractilité dépend de la quantité
d'albumine, de la densité et de l'acidité de l'urine; et
M. Bouchard semble aujourd'hui attacher beaucoup
moins d'importance à ce signe. De plus en plus, on
admet aujourd'hui, avec Lécorché et Talamon que toute
albuminurie est liée à une lésion du glomérule, et que,
comme le dit fort bien M. Jeanselme, « la transsudation
de l'albumine n'est pas une simple filtration, mais le ré-
sultat d'un acte vital des épithéliums » (2).

Ainsi nous admettrons que l'albuminurie constatée à
quelque moment que ce soit au cours d'une angine est
l'indice d'une néphrite, variable sans doute dans ses
lésions, et dans son évolution, et dont on pourra peut-
être apprécier la gravité par la recherche des éléments
figurés, par la quantité des urines émises en 24 heures,
par l'étude de la perméabilité rénale au bleu de méthylène. Il n'en est pas moins vrai que, dans tous les cas, l'al-

(1) Lécorché et Talamon, *loco citato.*
(2) Jeanselme, Art. Albuminurie. — *Traité de médecine et de
thérapeutique*, t. v.

buminurie « peut être assez abondante, assez continue, et assez prolongée, pour faire porter le diagnostic de néphrite aiguë » (Lécorché et Talamon).

Cela posé, comment se produit l'albuminurie au cours des angines, quelle en est la pathogénie ? Comme nous l'avons vu dans notre chapitre d'historique, on peut tout ramener à cette donnée : l'angine se complique de néphrite, au même titre que toutes les maladies infectieuses; et l'albuminurie *tardive* des angines résulte d'une néphrite infectieuse (nous verrons tout à l'heure qu'il n'en est pas de même de l'albuminurie précoce). Nous ne reviendrons pas sur les travaux de Kannenberg, de Bouchard, de Landouzy. Mais une importante question reste à résoudre ; comment agit l'infection : est-ce le microbe lui-même ou sa toxine qui détermine la lésion rénale ? Nous ne pouvons longuement insister sur ce point qui est d'ordre général et relatif à la pathogénie de toutes les néphrites, mais qui n'a rien de spécial aux néphrites des angines; nous résumerons rapidement les travaux importants et les principales théories émises. Kannnenberg et Bouchard pensaient que le microbe agit par lui-même sur le rein, et ils appuyaient leur opinion sur la constatation des microbes dans les urines, constatation faite par ces deux auteurs au cours de néphrites post-angineuses : cette opinion est reprise par Landouzy dans ses articles du *Progrès médical* et de la *Gazette des hôpitaux*. Plusieurs faits expérimentaux semblent donner pleinement raison à cette théorie : Ponfick, Langerhans, Wissokovitsch, Biedl et Kraus, von Klecki, Sittmann, etc., montrent que les microbes injectés dans les veines paraissent bientôt dans les urines ; il semble que, lorsqu'il n'y a plus de microbes dans les urines, c'est qu'il n'en existe plus dans le sang (von Klecki) ; et Enriquez, supprimant la sécrétion urinaire par section de la moelle cervicale, voit, après l'injection de pneumocoques dans les veines, les microbes envahir les tubes contournés. De même Hutinel et Deschamps (1) montrent qu'à l'examen bactériologique on trouve un streptocoque semblable dans le rein et dans le pharynx des scarlatineux présentant des complications rénales.

Mais si, comme le dit M. Chauffard, « l'élimination rénale de certaines espèces microbiennes est un fait démontré, la subordination exclusive des lésions de néphrite au passage des germes est toujours contestable » (2). On sait bien que la diphtérie n'agit sur le rein, comme sur les autres viscères, que par les toxines ; de même on a pu voir le staphylocoque et le streptocoque déterminer de la néphrite sans franchir le glomérule, agissant seulement par leurs toxines ; Widal croit pouvoir soutenir : « 1° que le streptocoque, par action directe, ne peut déterminer au niveau du rein que la congestion ; 2° que les lésions inflammatoires et dégénératives caractéristiques de la néphrite sont dues aux toxines sécrétées par le microbe (3). » Enfin, Claude a pu déterminer des lé-

(1) HUTINEL et DESCHAMPS, *loco citato*.

(2) CHAUFFARD, Art. *Néphrites*, *Traité de médecine et de thérapeutique*, t. v.

(3) F. WIDAL, Art. streptococcie et érysipèle de la face, *Traité de médecine et de thérapeutique*, t. i.

sions de néphrite par l'injection d'un certain nombre de toxines, en particulier la toxine du streptocoque (1).

Il est donc difficile de dire par quel mécanisme agit sur le rein l'infection amygdalienne ; et, pour le streptocoque et pour le staphylocoque qui sont deux des agents les plus fréquents des angines banales, on a pu tour à tour invoquer l'action directe du microbe et l'action de ses toxines. On tend cependant à admettre de plus en plus qu'en général, c'est surtout à l'influence des toxines qu'il faut rapporter les lésions, et « tout le terrain que tend peu à peu à perdre la théorie directement microbienne des néphrites infectieuses a été gagné par la théorie toxinique. » (Chauffard.) Mais, disent Lécorché et Talamon, « les lésions produites par les microbes (et l'on pourrait en dire autant des lésions produites par les toxines), comme les lésions de l'hyperthermie, sont des lésions surajoutées, tardives, qui ne peuvent expliquer, *l'albuminurie précoce* des maladies aiguës. Cette albuminurie, à notre avis, ne relève que d'un trouble nervo-vasculaire. Toute affection aiguë a pour premier effet une perturbation de la circulation générale. Cette perturbation, dont les conséquences sur les autres organes se traduisent par différents symptômes, céphalalgie, insomnie, diminution des sécrétions, etc., se traduit du côté du rein par le symptôme albuminurie. Nous avons vu avec quelle facilité le moindre trouble expérimental de la circulation rénale détermine le passage de l'albumine dans l'urine, et cela par le même mécanisme intime, que l'ex-

(1) CLAUDE, Essai sur les lésions du foie et des reins, déterminées par certaines toxines. *Thèse*, Paris, 1897.

citation vasculaire soit vaso-constrictive ou vaso-dilata-
trice, c'est-à-dire par ralentissement du courant sanguin.
L'albuminurie des maladies aiguës est donc une albuminurie par stase, avec diminution de la vitesse et diminution de la pression sanguine ; elle reconnaît le même
mécanisme que l'albuminurie cardiaque, et l'analogie
des urines cardiaques et des urines fébriles, avec leurs
caractères communs de concentration aqueuse et de haute
densité, se trouve expliquée par l'identité de leurs conditions pathogéniques. »

Que conclure de cette discussion ? Sans doute, la condition indispensable de toute albuminurie, quel que
soit son moment d'apparition, est une lésion glomérulaire, une lésion de néphrite au sens propre du mot.
Mais la pathogénie des accidents est différente pour
l'albuminurie précoce et pour l'albuminurie tardive : la
première apparaît comme conséquence d'une lésion épithéliale nécessaire, lésion épithéliale dystrophique due à la
stase sanguine ; quant à l'albuminurie tardive, elle semble
sous la dépendance plus directe de l'action microbienne
ou toxinienne. Et si les deux sortes d'albuminurie ne
méritent pas d'être différenciées, au point de vue de
leur cause anatomique essentielle, il n'en est pas moins
vrai que les lésions anatomiques qui les déterminent
résultent elles-mêmes de causes diverses qui s'ajoutent
d'ailleurs les unes aux autres : « En fait, dans les maladies aiguës parasitaires, on pourrait décrire deux variétés d'albuminurie : l'une initiale, précoce, d'origine vasculaire, c'est la véritable albuminurie fébrile ; l'autre
secondaire, plus tardive, surajoutée à la première et due

à des causes diverses, et en particulier au développement, dans le parenchyme rénal, de micro-organismes...
A ces deux variétés d'albuminurie, correspondent, dans
une certaine mesure, deux types de lésions rénales, que
nous décrirons, d'après leur origine, sous les noms de
néphrite aiguë vasculaire, et néphrite aiguë parasitaire. Mais *il n'y a pas de séparation tranchée, ni même
de ligne de démarcation bien nette* entre ces deux types
anatomo-pathologiques. » (Lécorché et Talamon.)

L'albuminurie tardive des maladies aiguës en général
et des angines en particulier résulte donc d'une néphrite d'origine infectieuse. Mais quelle est la filiation
exacte des accidents, et, comme le dit M. Landouzy, à
propos d'une observation de ce genre, « sous quelle éti-
quette, amygdalite ou néphrite, affection angineuse ou
affection rénale, notre femme doit-elle figurer sur la
statistique(1) ? » La réponse est nettement formulée
dans les travaux de Bouchard et de Landouzy : dans un
premier groupe de faits, la lésion de l'amygdale est primitive, et ouvre la porte à l'infection générale, et la néphrite est vraiment consécutive à l'angine, elle est vraiment d'origine amygdalienne : « Ne pourrait-on pas,
pour certains cas au moins, dit Landouzy, chercher la
prédominance de la localisation gutturale, dans ce fait
que les amygdales auraient pu ouvrir la porte à l'infection?... N'y aurait-il pas là possibilité d'une infection primitivement locale, les amygdales étant placées aux premières loges pour se laisser pénétrer des agents infec-

(1) LANDOUZY. -- De l'amygdalite infectieuse, *Progrès médical*,
1883.

tieux mêlés aux ingesta? » Mais dans d'autres cas, l'agent infectieux pénètre dans l'organisme par une autre voie, et, transporté par le torrent circulatoire, ne se localise que secondairement sur l'amygdale et sur le rein : ici, amygdalite et néphrite sont deux phénomènes contemporains, ne dépendant pas l'un de l'autre, mais dépendant tous deux d'une même infection, dont la porte d'entrée siège en un point quelconque de l'organisme. Kannenberg pensait même que l'infection est toujours générale d'abord, et qu'il se fait ensuite une décharge sur l'amygdale. Cette théorie, niée par plusieurs, par Descoings en particulier, est considérée par la plupart des auteurs comme vraie dans un certain nombre de cas : « Mal de gorge et de rein, dit encore le professeur Landouzy, semblent émaner d'une commune origine et n'apparaître que comme une double détermination, une double localisation au cours d'une seule et même maladie (1). » Cette opinion se retrouve exprimée dans les traités classiques : « De même qu'une infection primitivement localisée à la gorge peut devenir une infection générale, une infection générale peut aussi, quelle qu'ait été sa porte d'entrée en dehors du pharynx, donner lieu à une angine secondaire (2). »

Ainsi dans notre observation XXVII empruntée à la thèse de Benoît-Gonin, nous voyons nettement l'angine apparaître au cours d'une attaque rhumatismale, et dans

____

(1) LANDOUZY, *loco citato*.

(2) RUAULT, Art. Angines aiguës non spécifiques. *Traité de médecine Charcot-Bouchard*, t. III.

notre observation XXIII, empruntée au même auteur, l'angine et l'albuminurie se montrent pendant l'évolution d'une affection qui semble un type de pseudo-rhumatisme infectieux, bien que l'auteur la qualifie de rhumatisme vrai.

La néphrite traduit donc une infection générale dont l'angine est elle-même la cause ou la conséquence. Mais cette néphrite suffit-elle à imprimer à l'angine un caractère spécial ? Plusieurs auteurs ont qualifié d'infectieuses les angines où l'on note des complications générales, l'albuminnrie en particulier ; c'est ainsi qu'après Bouchard, Landouzy pense qu'il est nécessaire de décrire sous le nom d'amygdalite infectieuse certains syndromes se présentant avec des allures spéciales (état général grave, albuminurie, etc.) ; on retrouve cette opinion exprimée dans les thèses de Milsonneau, Rousseau, Descoings ; elle trouve sa formule la plus absolue dans cette phrase de Dubousquet-Laborderie : « C'est l'absence d'angine ayant le type herpétique ou diphtérique, et la présence de l'albumine, qui caractérisent les amygdalites infectieuses (1). » Cette conception étroite de Dubousquet-Laborderie ne saurait être admise ; pourquoi refuserait-on le caractère infectieux à une angine pour le seul fait qu'elle a le type herpétique ?

D'ailleurs l'opinion qui attribue à certaines angines déterminées le caractère infectieux est condamnée par Lécorché et Talamon : « Certains auteurs qui se sont avisés de cette recherche (recherche de l'albumine) dans

______

(1) Dubousquet-Laborderie, Quelques considérations cliniques sur les amygdalites infectieuses. *Gazette des Hôpitaux*, 1887, p. 883.

quelques faits, disent-ils, se sont empressés de créer une catégorie spéciale d'angines avec albuminurie sous le nom d'angines infectieuses : si leur observation eût été moins restreinte, ils n'auraient sans doute pas fait d'un épiphénomène aussi fréquent un signe d'infection générale. » De même, Sallard, parlant des cas d'amygdalites accompagnés d'accidents généraux, et en particulier d'albuminurie, dit : « Si nous admettons, comme Descoings le proclame déjà, que toute amygdalite aiguë est engendrée par l'intervention d'un agent pathogène infectieux produisant des symptômes plus ou moins graves, plus ou moins diffusés selon sa virulence et suivant les conditions de résistance du terrain, force nous est bien de considérer les cas dont il vient d'être question, simplement comme des cas compliqués (1). »

Nous pouvons résumer ainsi ce chapitre de pathogénie : l'albuminurie constatée au cours d'une angine est toujours l'indice d'une véritable néphrite ; mais l'albuminurie passagère de la période d'état est une albuminurie par stase, le ralentissement du cours du sang étant la cause de la lésion glomérulaire nécessaire ; quant à l'albuminurie tardive, elle est nettement d'origine infectieuse, les microbes agissant directement ou par l'intermédiaire de leurs toxines.

Quant à l'infection causale, elle peut être d'origine amygdalienne, ou bien l'amydalite est, comme la néphrite, consécutive à une infection générale. Enfin l'albuminurie, étant un phénomène fréquent au cours des angines, ne mérite peut-être pas de faire créer un groupe spécial d'angines infectieuses.

(1) SALLARD, *loco citato.*

ÉTIOLOGIE

La fréquence des complications rénales survenant au
cours des angines paraît très variable. Dans toute
angine, comme dans toute maladie aiguë fébrile, on rencontre constamment de l'albuminurie, ainsi que l'ont
montré surtout Lécorché et Talamon ; mais il s'agit
d'une albuminurie minima, liée à une lésion essentiellement curable et passagère du rein. L'albuminurie proprement dite, telle que nous l'observons dans la pratique
courante, c'est-à-dire l'albuminurie facilement décelable
par les réactifs usuels (chaleur et acide nitrique) est plus
rare ; et, à l'hôpital des Enfants-Malades, sur le très
grand nombre d'angines non diphtériques observées au
pavillon des douteux, dans le service de M. Moizard,
depuis le mois de mars 1901 jusqu'au mois de mai 1902,
on n'a relevé que trois fois la complication rénale, et
pourtant l'on examine systématiquement l'urine pendant
la période aiguë de l'angine et au moment de la sortie
du malade. Au contraire, la néphrite paraît beaucoup
plus fréquente en d'autres circonstances ; peut-être les
influences saisonnières expliquent-elles en partie ces

variations : c'est au printemps que les angines et les
néphrites consécutives sont fréquentes ; mais certaines
années semblent particulièrement favorisées à cet égard.
Dans son mémoire, M. Laure rapporte onze observations
de néphrites venant compliquer des angines non diphtériques ; et jamais, dit-il, il n'avait constaté à la fois autant
de faits d'albuminurie d'origines diverses : « Cela est si
vrai que, depuis le commencement de l'influence vernale,
nous avons observé trois cas de néphrite catarrhale idio-
pathique ; deux faits de néphrite scarlatineuse ayant
amené la mort : une albuminurie primitive, suivie de
mort au quatrième jour, chez un typhique ; une urémie
mortelle chez un diabétique ; deux albuminuries très
abondantes chez des femmes, au quatrième mois de la
grossesse ; enfin, douze ou quinze faits d'albuminurie
compliquant diverses variétés d'angines. J'excepte, bien
entendu, de cette énumération les néphrites cardiaques (1). » Comme Laure, M. Lereboullet pense que
l'influence saisonnière doit jouer ici un rôle important (2). Sans doute devons-nous, en effet, voir là un
des agents capables d'expliquer la fréquence des néphrites
venant compliquar les angines à certaines époques, leur
rareté relative à d'autres.

L'influence de l'âge doit aussi être bien mise en évi-
dence : les angines sont fréquentes, surtout dans l'enfance ; mais les angines des enfants se compliquent-elles

(1) LAURE. Angine et albuminurie. *Mémoires de la Soc. méd. des
hôpitaux*, 1881.
(2) LEREBOULLET. Rapport sur le mémoire de Laure. *Soc. méd.
des hôpitaux*, 1881,

plus souvent d'albuminurie que les angines de l'adulte ?
Ecoutons ici le professeur Landouzy : « Une chose certaine, c'est qu'il est des âges et des individus qui semblent souscrire avec une déplorable facilité aux conditions
qui font l'amygdalite infectieuse..... Cette prédisposition
de certaines personnes aux amygdalites est bien connue ;
tous, nous avons suivi, pendant des années, des enfants
ou des adolescents à amygdales grosses, à constitution
lymphatique, ayant eu trois, quatre, et même plus,
angines tonsillaires, s'accompagnant d'un appareil symp-
tomatique sérieux, d'un état général plus ou moins
grave et suivies parfois d'une convalescence traînante...
Comme le dit M. Lasègue : « Rien ne ressemble moins à
« l'arrière-gorge d'un jeune sujet que celle d'un vieil-
« lard. Chez l'un, la membrane muqueuse est presque
« incolore, les piliers sont minces, la luette est réduite
« de volume comme les amygdales, le pharynx devient
« lisse. Chez les jeunes sujets, toutes ces parties sont
« roses, turgescentes, presque congestionnées ; les sécré-
« tions abondantes s'exagèrent par le seul fait de l'effort
« qu'on provoque en abaissant la langue. »

« Il est évident qu'à égalité de contage, la gorge d'un
enfant ou d'un adolescent est bien autrement ouverte à
l'infection que celle d'un adulte ou d'un vieillard, sans
compter encore que toutes questions de portes d'entrée
des infections à part, les terrains jeunes sont singulièrement favorables au développement des agents infectieux (1). »

(1) LANDOUZY. *Loco cilato*.

Ainsi les jeunes gens (enfants ou adolescents) à tempérament lymphatique sont prédisposés aux angines à manifestations infectieuses générales. Mais il nous faut remarquer que si dans la plupart des observations de néphrites post-angineuses les sujets n'ont pas dépassé trente ans, il ne s'agit pas le plus souvent d'enfants, mais bien d'adolescents âgés de 17 à 25 ans, et qui, plus que les enfants, ont pu déjà avoir leur rein légèrement touché par une intoxication ancienne.

Les *infections et intoxications* anciennes ont, en effet, un rôle évident, par l'atteinte plus ou moins grave qu'elles ont pu déjà exercer sur le rein ; il est souvent difficile de savoir si l'albuminurie est le fait de l'angine seule, ou bien si celle-ci ne détermine qu'une poussée aiguë sur des lésions anciennes ; dans notre observation I, il s'agit d'un malade qui a déjà eu la scarlatine et la fièvre typhoïde ; il est difficile d'affirmer, malgré les examens négatifs des urines pratiqués alors, qu'à aucun moment le rein n'a été touché légèrement par l'une ou l'autre de ces deux maladies. Cette action des infections et intoxications anciennes et des lésions antérieures du rein, nous la trouvons bien nette dans une observation de Dubost obs. XXXIX): un malade fait à la suite d'une angine pultacée à streptocoques, des accidents généraux, de l'albuminurie en particulier ; le malade succombe, et l'examen histologique pratiqué par M. Gastou, révèle des lésions de *néphrite interstitielle* avec *néphrite aiguë récente* (1).

Ainsi l'angine, comme d'ailleurs toute maladie infec-

(1) Dubost. Etude sur les complications septicémiques ou pyohémiques des angines aiguës non diphtériques. *Thèse de Paris*, 1896.

tieuse, agira sur le rein d'autant plus que cet organe aura déjà été lésé lui-même antérieurement.

Il serait intéressant à ce point de vue d'étudier avec soin chez les malades les antécédents personnels, la scarlatine et l'alcoolisme en particulier.

La fréquence des déterminations rénales semble être dans une certaine mesure en rapport avec la *nature* de l'angine. C'est ainsi que de toutes les angines non diphtériques et non scarlatineuses, c'est peut-être l'amygdalite phlegmoneuse qui s'accompagne le plus souvent de néphrite : c'est au moins une opinion qui a été soutenue.

Pourtant, à la lecture de nos observations, on ne trouvera pas à l'origine de la néphrite plus d'angines phlegmoneuses que d'angines catarrhales. Quant à l'angine rhumatismale, à laquelle Laure et Benoît-Gonin font jouer le rôle prépondérant dans l'étiologie de l'albuminurie consécutive aux amygdalites, nous pensons que c'est à une erreur d'interprétation que ces auteurs doivent de l'avoir rencontrée si souvent : l'apparition de douleurs articulaires au cours d'une amygdalite ne permet pas de qualifier celle-ci de rhumatismale et nous connaissons bien maintenant les arthropathies d'origine infectieuse, qui peuvent compliquer l'angine au même titre que la néphrite. Que l'on relise les observations de Laure et de Benoît-Gonin : dans notre observation XI (Laure), les douleurs articulaires apparaissent un an après une angine qui a été suivie d'albuminurie, cette angine n'était donc pas rhumatismale ; dans notre observation XII, une angine, qualifiée de rhumatismale par Laure, s'accompagne dès son début d'albuminuric, alors que les douleurs articulaires n'apparaissent qu'au bout d'un mois. Dans l'observation XIII, il s'agit bien probablement de pseudo-rhumatisme infectieux et non de rhumatisme vrai ; l'érythème généralisé, le peu d'action du salicylate de soude, et même les caractères de l'angine qui n'est pas très rouge, plaident en faveur de cette hypothèse, malgré l'affirmation contraire de Laure. N'est-ce pas enfin une grave erreur que de qualifier une angine de rhumatismale uniquement parce qu'elle survient chez un individu qui a été atteint de rhumatisme trois ans auparavant et qui n'en présente aucun symptôme dans le cours ou dans la convalescence de son angine (observation XIV) ? Des critiques semblables pourraient être adressées à presque toutes les observations de Laure et de Benoit-Gonin ; et nous voyons ainsi que si l'infection rhumatismale a une certaine importance dans la genèse des néphrites post-angineuses, cette importance n'est du moins pas telle que ces deux auteurs l'avaient prétendu ; et la fréquence des douleurs articulaires au cours des angines compliquées de néphrite prouve seulement l'intensité de l'infection dans ces cas ; elle prouve seulement que l'amygdalite doit vraiment être considérée comme une maladie générale et non comme une simple lésion locale.

Peut-être n'est-ce pas dans le caractère phlegmoneux, herpétique, lacunaire, de l'angine qu'il faut chercher la cause de la fréquence plus ou moins grande de l'albuminurie dans les angines ; mais beaucoup plutôt dans l'agent microbien lui-même. A ce point de vue nous manquons un peu de données précises, les observations n'étant pas assez souvent accompagnées d'examens bactériologiques.

Le streptocoque, le pneumocoque (Baduel), le staphylocoque ont été rencontrés. Peut-être faut-il faire une part spéciale au streptocoque : c'est lui qu'on rencontra dans les deux observations suivies de mort de Dubost (obs. XXXX, XL), et d'autre part, si l'on admet la théorie de Bergé, la scarlatine ne serait que l'ensemble des manifestations générales d'une infection streptococcienne à porte d'entrée généralement amygdalienne (1).

La virulence du microbe doit sans doute être incriminée pour expliquer la fréquence et la gravité différente des néphrites : l'albuminurie apparaît d'autant plus souvent et détermine des accidents d'autant plus sérieux que l'angine est plus grave et s'accompagne de phénomènes généraux inquiétants : on le voit bien dans les observations de Bouchard (obs. XXXII) et de Boucseim (obs. XXXVII), c'est l'opinion exprimée par Bourges (2), et par tous les classiques.

Ainsi la néphrite consécutive aux angines s'observe le plus souvent chez les personnes jeunes, enfants ou adolescents, surtout chez celles dont le rein a pu déjà être lésé par une maladie antérieure ; les influences saisonnières paraissent importantes, quant au rôle de la nature de l'angine, on peut le soupçonner, mais il est actuellement difficile de le préciser d'une manière certaine.

Telles sont les conditions dans lesquelles l'angine se

(1) BERGÉ. Pathogénie de la scarlatine, *Thèse de Paris*, 1895.
(2) BOURGES. Angines simples, *Manuel de médecine*, t. v.

complique de néphrite ; les renseignements ne sont guère précis si nous recherchons dans quelle proportion les angines non diphtériques et non scarlatineuses rentrent dans l'étiologie des néphrites. Lécorché et Talamon signalent la fréquence de l'albuminurie consécutive aux amygdalites ; mais ils ne donnent pas de chiffres ; Gaucher (1) sur un total de 61 néphrites, trouve 5 *néphrites infectieuses* : fièvre typhoïde, 1 ; *amygdalite*, 2 ; endocardite ulcéreuse, 1 ; on ne saurait tabler sur un aussi petit nombre de fait. Enriquez (2) fait des néphrites infectieuses une étude bactériologique complète, mais ne dit rien de spécial aux néphrites des angines : de même Brault, Caussade, Chauffard, dans leurs articles des *Grands traités de médecine*, signalent l'amygdalite comme cause de néphrite, mais ne donnent pas de chiffres à ce sujet. Laffite, dans sa thèse, pense que la plupart des néphrites à début aigu sont précédées de mal de gorge, Nous devons remarquer d'ailleurs que les statistiques seraient fort difficiles à établir ; en effet, bon nombre de néphrites dites *a frigore* doivent sans doute être rapportées à une amygdalite peu intense qui a passé presque inaperçue du malade ; et M. Chauffard fait justement remarquer que les angines et les néphrites suivent pour leur nombre une courbe à peu près parallèle, comme le prouvent les tableaux de morbidité dans l'armée (3).

(1) Gaucher. Pathogénie des néphrites. *Thèse d'agrégation*, 1886.

(2) Enriquez. Contribution à l'étude bactériologique des néphrites infectieuses. *Thèse de Paris*, 1892.

(3) Chauffard. Néphrites. *Traité de médecine et de thérapeutique*, t. v.

ÉTUDE CLINIQUE

Un fait domine toute l'histoire clinique des néphrites
consécutives aux angines, c'est leur évolution, si souvent
silencieuse et latente, que l'examen systématique des
urines permet seul de les déceler dans un grand nombre
de cas. L'albuminurie (nous n'envisageons pas ici l'albuminurie minima, constante dans les maladies aiguës et
liée à une lésion essentiellement passagère, mais seulement l'albuminurie telle qu'on la décèle par les réactifs
usuels, chaleur et acide nitrique), l'albuminurie, disons-
nous, est très souvent le seul symptôme de la néphrite ;
aussi importe-t-il de la bien savoir rechercher et d'éviter
les causes d'erreur. Nous rappellerons donc très brève-
ment comment on décèle l'albumine dans les urines.
Quel que soit le procédé employé, il convient d'abord
de filtrer l'urine si elle est trouble. « Parfois, surtout
avec des urines qui ont déjà séjourné un certain temps
dans un vase, la filtration, même répétée, ne suffit pas
pour éclaircir le liquide... Pour obtenir une clarification
suffisante, en pareil cas, Salkowski conseille d'ajouter

quelques gouttes d'une solution saturée de sulfate de magnésie puis un peu de bicarbonate de soude, d'agiter et de filtrer. Le précipité de carbonate de magnésie qui se forme reste sur le filtre avec le trouble, et le liquide qui passe est assez clair pour pouvoir être utilisé. »

Pour rechercher l'albumine avec l'acide nitrique, on verse l'urine dans un verre à expérience, puis on fait couler lentement, sur les parois du verre, l'acide nitrique, qui gagne le fond, et le liquide est divisé en deux couches : une couche supérieure, l'urine, une couche inférieure, l'acide. Au point de séparation des deux liquides, se forme, lorsque la réaction est positive, un anneau opalescent, constitué par l'albumine coagulée.

Dans les urines riches en urée, il se forme aussi, au point de contact de l'urine et de l'acide, un disque blanchâtre de nitrate d'urée, mais il n'apparaît que lentement et a un aspect cristallin bien différent de l'aspect du disque albumineux. De même, dans les urines chargées d'urates, l'acide nitrique détermine la production d'un anneau semblable à l'anneau albumineux ; mais cet anneau siège, non au point de contact des deux liquides, mais plus haut, près de la surface de l'urine ; en outre, il suffit de chauffer légèrement pour le voir disparaître.

Pour rechercher l'albumine par la chaleur, on verse l'urine dans un tube à essai ; on chauffe la partie supérieure de l'urine, et l'albumine se coagule ; le trouble produit par la chaleur peut être dû à des phosphates ; il suffit d'ajouter une goutte d'acide acétique pour les dissoudre (ajouter seulement une goutte d'acide, car un excès d'acide acétique peut dissoudre l'albumine). Il est bon d'acidifier l'urine avant de chauffer, car la mucine donne une réaction semblable à l'albumine, mais elle est précipitée à froid par l'acide acétique ; et ainsi la réaction qui se produit à la partie supérieure du tube ne peut être due qu'à de l'albumine.

Pour le dosage clinique de l'albumine, on emploie généralement le tube d'Esbach. Nous ne rappellerons pas ce procédé si connu et si simple. Signalons les procédés un peu plus compliqués de Soltnikoff, Brandberg, dans lesquels on apprécie le temps nécessaire à l'apparition du disque albumineux après la réaction de l'acide nitrique, ce temps étant en rapport avec la quantité d'albumine.

C'est ainsi que l'on recherchera l'albumine, et cette recherche sera faite plusieurs fois au cours de la période aiguë de l'angine ; elle sera faite encore dans la convalescence, car nous allons voir que la néphrite peut apparaître seulement à la période de convalescence.

Néphite apparaissant à la période aiguë de l'angine. — Très souvent, l'albumine apparaît à la période aiguë de l'angine, dès le début des accidents ; et lorsqu'on la constate, on doit toujours réserver un peu le pronostic, car on ne peut affirmer que la néphrite ne passera pas à l'état chronique : mais on se rappellera que le plus ordinairement tout rentre dans l'ordre sous l'influence d'un traitement approprié, et le pronostic est d'autant plus favorable que le taux des urines est plus abondant, que l'albumine est en moins grande quantité, que les cylindres sont moins nombreux. Car si l'albuminurie suffit à indiquer qu'il y a néphrite, l'examen microscopique, la recherche des cylindres est un élément important de pronostic.

L'albuminurie est souvent le seul symptôme constaté : les signes d'insuffisance rénale manquent ordinairement dans ces cas : la fièvre, la courbature, doivent être rattachées à la maladie causale ; la céphalée, les œdèmes, ne sont pas fréquents, et l'abaissement du taux des urines (500 à 600 gr.) peut être aussi bien attribué à la fièvre qui accompagne l'angine qu'à la néphrite elle-même.

Quant à la quantité d'albumine, elle est généralement modérée, ne dépassant pas 0 gr. 50 centigr. à 1 gr. C'est ce que nous voyons dans la plupart de nos observations (obs. XIV, XVI, XVIII, XX, XXI, XXIII, etc.). Dans tous ces cas, aucun trouble fonctionnel n'accompagne l'albuminurie dont la marche est calquée sur celle de l'angine, car, apparue avec elle, elle disparaît en même temps.

D'autres faits sont un peu moins simples, car des symptômes fonctionnels liés à la néphrite accompagnent l'albuminurie : ainsi, dans notre observation XXII, due à Benoît-Gonin, on note des douleurs lombaires, de la bouffissure de la face; dans notre observation XXXV, de Dubousquet-Laborderie, il y a de la céphalalgie et des douleurs lombaires; de même dans l'observation XXXVI. Quelquefois on note de l'hématurie : la présence du sang dans les urines est constatée dans les trois observations de Kannenberg (obs. VI, VII, VIII).

Dans tous ces cas, la guérison de la néphrite s'est produite en même temps que la guérison de l'angine.

Mais quelquefois l'évolution est plus grave, et la mort peut être occasionnée par des phénomènes urémiques au bout de quelques jours : c'est ce que l'on trouve noté dans deux observations de Dubost (observations XXXIX et XL).

Nous pouvons donc réunir ici un premier groupe de faits : dans tous les cas que nous venons de rapporter, il s'agit de néphrites passagères, très variables dans leur évolution et dans leur gravité, puisqu'elles peuvent s'accompagner ou non de symptômes fonctionnels, et que, ordinairement curables, elles se terminent quelquefois rapidement par la mort. Nous retrouvons bien là le tableau des néphrites passagères tel qu'il est décrit dans les classiques : « La néphrite passagère de la période fébrile des maladies infectieuses, dit M. J. Renault, passerait souvent inaperçue si l'on ne faisait tous les jours l'examen de l'urine ; elle est simplement indiquée par l'albuminurie toujours peu abondante. L'urine est peu abondante, dense, chargée en urée, acide urique, indican, urobiline, et contient peu de chlorures. L'hématurie est cependant quelquefois assez intense, mais elle ne dure que deux ou trois jours. A la période de défervescence, tous ces phénomènes urologiques disparaissent ; l'albuminurie est remplacée pendant quelques jours par la peptonurie, l'eau et les chlorures augmentent rapidement. Dans un certain nombre de cas cependant, la néphrite est évidente, assez prononcée pour prendre le pas sur la maladie première : c'est la forme rénale des maladies infectieuses. L'urine rare, colorée, contient de fortes proportions d'albumine (2 à 3 grammes par litre), des cylindres, des

cellules épithéliales nombreuses, des globules rouges en
assez grande quantité : l'œdème apparaît rapidement à la
face, à la région lombaire, aux malléoles, et peut se
généraliser à tout le corps ; la vue se trouble, le malade
tombe dans le coma ou le plus souvent dans les convulsions. La mort peut survenir au milieu de ces symptômes (1). »

Si dans ces cas la mort a été observée quelquefois, la
guérison n'en est pas moins la terminaison la plus fréquente. Mais peut-on affirmer la guérison absolue?
Avant de se prononcer sur ce point, il faut rechercher
avec soin s'il n'existe pas d'albuminurie orthotastique, si
l'albumine n'apparaît pas dans les urines après la station
debout prolongée : on sait que l'albuminurie orthostatique est très souvent le reliquat d'une néphrite aiguë
incomplètement guérie Enfin, même si l'albuminurie
orthostatique n'existe pas, on peut toujours se demander
si la lésion rénale est complètement réparée, et si la ré-
paration imparfaite ne provoquera pas un jour la détermination rénale d'une autre infection, ou ne sera pas
dans la suite le point de départ d'une néphrite chronique : on sait l'importance des maladies infectieuses
dans l'étiologie des néphrites chroniques.

Pour cette raison, le pronostic devra toujours être
quelque peu réservé. Il le sera plus dans le groupe suivant de faits, où l'albuminurie persiste quelque temps
après la guérison de l'angine. Quelquefois en effet, alors
qu'il n'y a plus trace d'inflammation amygdalienne,

(1) J. RENAULT. -- Albuminurie et néphrites. *Traité des maladies de l'enfance*, t. III.

l'albumine existe encore en quantité notable dans les urines et ne disparait que lentement ; ainsi dans une observation de Colrat (obs. X), dans plusieurs observations de Laure (obs. XII, XIII), de Benoît-Gonin (obs. XXV), de Landouzy (obs. XXXI), de Dubousquet-Laborderie (XXXIV), de Descoings (obs. XXXVIII), etc., on voit l'albuminurie persister un temps plus ou moins long, et cependant rester le seul symptôme de néphrite : dans l'observation de Descoings, on note, il est vrai, l'apparition assez tardive de « quelques vagues douleurs dans les régions lombaires et dans les flancs. » Dans ces cas, nous voyons encore combien la néphrite, bien qu'assez prolongée, peut rester latente.

Dans d'autres faits, le tableau clinique de la néphrite est plus évident ; ainsi dans l'observation IX (Colrat) on nota de l'anasarque ; dans l'observation XVII (Laure), il y eut de la céphalalgie, des douleurs lombaires, de l'œdème des paupières et des malléoles ; dans l'observation XXIV (Benoît-Gonin), de la céphalalgie, des nausées, furent observées ; dans l'observation XXV (Benoît-Gonin), il y eut des douleurs au niveau des reins et de l'œdème des membres inférieurs. Nous ferons observer que pour plusieurs de ces symptômes, (céphalalgie et vomissements en particulier) il est difficile de faire la part de ce qui revient en propre à la néphrite et à l'angine elle-même. Remarquons en outre, que les œdèmes ne sont pas très souvent notés ; et qu'il s'agit en somme le plus ordinairement de néphrites latentes.

Néphrite dans la convalescence des angines. — Dans la convalescence des angines, la néphrite peut se présenter dans deux circonstances différentes : ou bien il y a eu de l'albuminurie à la période aiguë, ou bien l'albuminurie apparaît pour la première fois un certain temps après la guérison apparente.

Dans bon nombre d'observations, on voit l'albuminurie, qui a disparu lorsque l'amygdalite entrait en résolution, reparaître au bout de quelque temps. Dans l'observation XXVIII (Benoît-Gonin) on voit l'albuminurie disparaître lorsque décroît l'angine, pour reparaître, puis cesser définitivement, quelque temps après. Mais l'observation la plus typique à cet égard est celle de Bouchard, rapportée par Landouzy (obs. XXXII) ; on constate, dès le début de la maladie, de l'albuminurie et de la microburie ; tout s'améliore assez rapidement; le 16 janvier, dix jours après le début des accidents, on note que l'état général est aussi bon que possible, et l'on note expressément que le 11 janvier il n'y a plus que des traces d'albumine, que le 12 janvier l'examen microscopique des urines ne révèle rien, que le 23 janvier il n'y a pas d'albuminurie.

Ainsi la néphrite, comme l'angine, paraissait guérie, lorsque, le 25 janvier, « A... se plaint d'une douleur dans le côté droit et de voir des points brillants voltiger devant ses yeux » ; le 2 février, il y a de l'albumine rétractile ; le 4 février le malade meurt. Nous voyons donc qu'une néphrite d'apparence assez bénigne peut, sous l'influence du froid ou d'un écart de régime, subir une poussée nouvelle au moment de la convalescence et se terminer par la mort ; et c'est là encore une notion qui doit nous faire quelque peu réserver le pronostic de l'albuminurie de la période aiguë.

Nombreux sont les cas où les premiers signes de néphrite n'apparaissent qu'au cours de la convalescence. Nos quatre premières observations en sont de beaux exemples. Dans notre observation I, le malade atteint d'une angine bénigne, ressent au bout de plusieurs jours un grand frisson, de la céphalée, et vomit ; ses urines sont rares, sanguinolentes, albumineuses : lors de sa deuxième angine, les faits se passent de même ; les urines ne deviennent albumineuses qu'au moment de la convalescence.

Dans l'observation V, de Lasègue, c'est pendant la convalescence qu'apparaissent les signes d'une néphrite assez sérieuse. Plusieurs cas de Laure (obs. XI, XVII), de Benoît-Gonin (obs. XXII), etc., sont tout à fait comparables.

L'hématurie peut aussi être notée dans ces cas, et nous en rapportons deux belles observations (obs. III et IV).

Ces albuminuries de la période de convalescence sont souvent plus graves que les albuminuries de la période aiguë, et à cet égard elles se comportent comme les albuminuries de la scarlatine. Elles peuvent être suivies de mort rapide, ainsi que cela est noté dans l'observation de Boucseim (obs. XXXVII), où la mort survient au milieu de phénomènes éclamptiques.

Elimination du bleu de méthylène. — Le mode d'élimination du bleu de méthylène n'a pas été recherché très souvent dans les néphrites consécutives aux angines. Dans une observation de Castaigne (obs. XLII), le malade, atteint d'amygdalite phlegmoneuse et de néphrite aiguë typique, présente d'abord une élimination retardée (début de l'élimination au bout de trois heures) et faible. Un peu plus tard, l'élimination, très considérable, est terminée en vingt-quatre heures, et le malade présente des signes de néphrite parenchymateuse. Il est vraisemblable d'ailleurs que pour le mode d'élimination du bleu, il n'y a rien de spécial aux néphrites des angines, et qu'elles se comportent comme les néphrites aiguës en général : on note alors de la diminution de la perméabilité rénale, traduite par un retard dans l'apparition du bleu, une diminution dans l'intensité de la coloration, une prolongation dans la durée de l'élimination (1).

En résumé, la néphrite observée soit dans le cours, soit dans la convalescence des angines est le plus souvent latente : de la diminution dans le taux de la sécrétion urinaire, de l'albuminurie, tels sont les principaux symptômes, et l'on conçoit qu'ils n'attirent pas par eux-mêmes l'attention du malade et que la néphrite passerait facilement inaperçue si le médecin n'en connaissait la fréquence. Dans notre observation IV, où il s'agit cependant d'une néphrite hémorrhagique, c'est la persistance d'un gros ganglion qui frappe les parents et les détermine à ramener leur enfant à l'hôpital, ils n'avaient rien remarqué du côté des urines.

(1) CASTAIGNE, Epreuve du bleu de méthylène et perméabilité rénale. *Th.*, Paris, 1900.

Lorsque la néphrite s'accompagne de symptômes fonctionnels, on note le plus souvent les douleurs lombaires et la céphalée ; les vomissements paraissent plus rares, ainsi que les troubles de la vue, qui sont toutefois signalés dans quelques observations. Les œdèmes sont assez fréquents, mais il s'agit ordinairement de bouffissure du visage, d'œdème sus-malléolaire, l'anasarque est quelquefois noté. En somme, les néphrites d'origine amygdalienne se comportent comme toutes les néphrites aiguës : ce qu'elles ont de plus important, c'est leur évolution si souvent silencieuse.

Terminaisons. — Nous avons vu que l'albuminurie de la période aiguë des angines se termine le plus souvent par la guérison, mais que la mort peut survenir au milieu d'accidents d'urémie. Ces accidents sont des accidents dyspnéiques (Dubost), convulsifs (Boucseim) : l'urémie convulsive est sans doute la forme la plus souvent observée, au moins chez les enfants, si l'on s'en rapporte aux faits d'angines accompagnées de convulsions, que l'on trouve signalés par les anciens auteurs, qui ne songeaient pas à l'urémie.

La mort peut aussi être le fait, non pas de la néphrite elle-même, mais de l'ensemble des phénomènes infectieux, ainsi que cela est noté dans notre observation XL (Dubost), où ce sont des phénomènes de pyohémie qui emportent le malade.

Le passage à l'état chronique est déjà signalé par

Bouchard dans son article de la *Revue de médecine* (1) ;
il a été constaté aussi deux fois par Roger (2) ; nous
en rapportons deux observations (XXXVIII, XLII). Il
conviendrait enfin de rechercher combien de fois l'angine
rentre dans l'étiologie des néphrites chroniques : cette
recherche est difficile, le malade n'attachant le plus souvent aucune importance à une angine bénigne incapa-
ble de l'arrêter même dans ses occupations ; et la première partie de notre observation I nous montre que
l'angine la plus légère en apparence peut se compliquer
d'accidents rénaux graves.

Pronostic. — Les éléments principaux du pronostic
seront tirés d'une part de la gravité de l'angine et de
l'importance des phénomènes généraux qui l'accompagnent, et d'autre part de l'état même du rein, décelé par
l'abondance de l'albuminurie, la présence en grande
quantité de cylindres dans les urines, l'abaissement du
taux des urines. Ils seront tirés également de la date d'apparition de l'albuminurie ; nous avons tenté de montrer
que l'albuminurie de la convalescence est souvent plus
grave que l'albuminurie de la période aiguë. Bien
entendu, l'apparition des phénomènes urémiques aggrave
singulièrement le pronostic immédiat.

La valeur pronostique de l'hématurie a été diverse-
ment interprétée.

Lécorché et Talamon pensent que l'hématurie aggrave

(1) BOUCHARD, Des néphrites infectieuses. *Revue de médecine*,
1881.
(2) ROGER, *Traité des maladies infectieuses.*

le pronostic en ce sens qu'elle doit faire redouter le passage à l'état chronique : « Ce que l'on peut redouter, disent-ils, c'est la persistance d'une lésion rénale et son évolution vers un mal de Bright chronique. Car il est bien évident qu'une albuminurie hémorrhagique ou une albuminurie abondante indique un processus histopathologique plus diffus et plus intense qu'une albuminurie légère. »

D'autre part Dluski (1) pense que l'hématurie n'a pas une grande importance pronostique. Dans nos observations III et IV, nous voyons la guérison survenir rapidement malgré une hématurie abondante.

Nous avons vu que la néphrite peut passer à l'état chronique. La recherche de l'albuminurie orthostatique aura à cet égard une certaine importance, et lorsqu'elle aura été négative on pourra sans doute espérer la guérison définitive.

Diagnostic. — Sans doute le diagnostic est facile et l'on a l'attention attirée immédiatement du côté du rein, lorsqu'existent de la céphalée, de la bouffissure du visage, des œdèmes, et plus encore lorsqu'il se produit des phénomènes éclamptiques.

Mais nous avons suffisamment insisté sur ce fait que le plus souvent la néphrite est latente et demande à être recherchée. L'examen des urines permet donc seul de la reconnaître à coup sûr. Cet examen doit être fait plusieurs fois à la période aiguë de la maladie ; il doit être

____

(1) DLUSKI, Du pronostic de quelques variétés de néphrites chez les enfants. *Thèse de Paris*, 1897

fait encore dans la convalescence ; et nous voyons que souvent les accidents rénaux apparaissent huit, dix, ou quinze jours après la guérison de l'amygdalite : il est donc bon d'examiner les urines une quinzaine de jours après la guérison apparente ; à ce prix seulement on pourra être sûr de ne pas laisser passer inaperçue une néphrite : dans notre observation II, c'est dix-huit jours après la guérison de l'angine que l'on constate l'albuminurie.

Ainsi il existe un seul moyen de reconnaître à coup sûr la néphrite ; c'est la recherche systématique de l'albuminurie aux diverses phases de la maladie. Voilà une notion qu'on ne saurait trop répéter et trop vulgariser.

Traitement. — Nous serons bref sur ce chapitre, car le traitement est celui de toutes les néphrites aiguës : dès que l'albuminurie est constatée, il est bon de mettre les malades au régime lacté absolu ; si elle persiste, les purgations, l'application de ventouses sèches ou scarifiées et la saignée lorsqu'éclatent des phénomènes d'urémie sont les principaux moyens à employer. Mais le fait sur lequel nous devons insister surtout, c'est que l'usage du lait dans les angines est, au même titre que dans la scarlatine, un excellent moyen préventif de la néphrite ; en soumettant le malade au régime lacté dès le début de l'amygdalite, et surtout si un léger nuage d'albumine a été constaté, on a de grandes chances d'éviter toute complication rénale, et de ne plus observer d'accidents convulsifs au cours des angines, accidents notés assez souvent dans les anciennes observations et attribuables à l'urémie selon toute vraisemblance. L'alimentation solide ne doit être reprise que dans la convalescence de l'angine, et alors qu'on s'est assuré de l'absence d'albumine dans les urines ; et encore devra-t-on revenir avec prudence à cette alimentation, examiner encore les urines de temps à autre, et reprendre immédiatement le régime lacté absolu si le plus léger nuage d'albumine est de nouveau constaté.

OBSERVATIONS

Observation I (Personnelle)

A. L..., 25 ans, étudiant en médecine.

Antécédents héréditaires. — Père et mère en bonne santé.

Six frères et sœurs d'une bonne santé habituelle.

Pas d'antécédents de néphrite dans la famille.

Antécédents personnels. — Rougeole et scarlatine dans l'enfance. Fièvre typhoïde à 11 ans.

Pas de néphrite au moment de ces diverses affections.

Il y a un an et demi (juillet 1900), le malade est atteint d'une angine rouge avec léger exsudat ; il en ressent les symptômes pendant quelques jours, tout en continuant à faire son service d'hôpital et à vaquer à ses occupations. Puis brusquement, un après-midi, il est pris d'un grand frisson suivi d'une fièvre intense (40°5).

Céphalée. Vomissements. Urines rares. Douleurs lombaires.

Le lendemain il rend un peu d'urine sanguinolente. Les jours suivants le sang disparaît, mais les urines restent fortement albumineuses. A ce moment le symptôme dominant est constitué par des douleurs lombaires extrêmement pénibles, gênant considérablement le repos au lit et obligeant le malade à rester assis. Elles persistent pendant toute la semaine suivante.

Le malade est d'abord mis au régime lacté absolu ; mais

l'albuminurie ne disparaissant pas, il est mis au régime lacté mixte. L'albuminurie a duré quinze jours et semble avoir disparu sous l'influence du tannin administré à la dose de 1 gramme par jour.

Les forces, qui avaient diminué, revinrent rapidement, et le malade put se livrer à des exercices tels que chasse, canotage, sans voir reparaître d'albuminurie. Mais, pendant deux mois, la polyurie et la pollakiurie persistent, affectant surtout le caractère nocturne.

L'albuminurie a disparu pour ne plus reparaître avant la maladie actuelle, les examens pratiqués ont toujours été négatifs.

Il n'y a pas eu de desquamation.

Au mois de février dernier, le malade, étant grippé, est atteint d'une angine rouge très douloureuse. Au bout de trois jours, il ressent, dans l'après-midi, des frissons répétés suivis d'une brusque ascension thermique (120 pulsations à la minute). Céphalée. Vomissements. Les urines, examinées le lendemain matin, ne sont nullement albumineuses.

La fièvre reparaît dans l'après-midi le lendemain. Au bout de trois jours, le malade peut reprendre son service d'hôpital ; à ce moment il examine ses urines et trouve un nuage assez épais d'albumine. Régime lacté absolu.

Le malade part en province : les urines, qui n'étaient plus albumineuses au bout de trois jours, le sont de nouveau à la suite du voyage en chemin de fer.

Apparition de douleurs lombaires ; persistance de l'albuminurie en tout pendant huit jours, avec disparition pendant un jour.

Polyurie et pollakiurie pendant une quinzaine de jours après la disparition de toute trace d'albumine.

Observation II (Personnelle).

B... Gabriel, âgé de 5 ans 1/2, entre salle H. Roger, dans le service de M. Moizard, le 17 mars 1902.

Rien à relever dans ses antécédents héréditaires : les parents sont vivants et bien portants. Un frère du malade est en bonne santé.

Le malade a eu une laryngite striduleuse à l'âge de 18 mois.

Il a eu l'année dernière la varicelle, puis la rougeole ; la grippe et les oreillons il y a quinze jours.

L'enfant est sujet aux maux de gorge ; il a eu, neuf jours avant son entrée à l'hôpital, une angine qui semblait guérie. Depuis deux jours, il se plaint de nouveau de la gorge. La nuit l'enfant était un peu gêné pour respirer : on lui fait en ville une injection de 10 centimètres cubes de sérum antidiphtérique.

Les amygdales sont grosses, rouges ; pas d'exsudat ; engorgement ganglionnaire modéré. La voix et la respiration sont bonnes ; pas de dysphagie. Température 38°.

Examen bactériologique : la culture sur sérum ne donne, au bout de vingt-quatre heures, que des cocci prenant le Gram. Pas de bacilles diphtériques.

Traitement : lavages de la gorge à l'eau bouillie. *Les urines examinées le jour de l'entrée du malade ne contiennent pas d'albumine.*

Amélioration rapide. Sortie du malade le 23 mars.

Durant le séjour du malade, on remarque qu'il est un peu blême et paraît légèrement bouffi. Les urines, examinées de nouveau le jour de sa sortie, *ne contiennent pas d'albumine.*

Le 11 avril, on ramène l'enfant qui aurait eu des accidents laryngés deux nuits de suite.

Le malade a la figure blême et bouffie ; il est un peu oppressé, mais n'a pas de tirage. La voix est normale. Rien à la gorge ; pas de température. Pas de douleurs lombaires. Rien aux poumons. Température : 38°2.

Les urines examinées par la chaleur et par l'acide nitrique *sont albumineuses*. Dosage par le tube d'Esbach : 0,50 centigr.

Traitement : régime lacté, 2 ventouses scarifiées à la région lombaire de chaque côté.

L'albumine disparaît rapidement. On s'assure qu'elle n'apparaît pas de nouveau lorsque l'enfant se lève.

Sortie du malade le 20 avril : plus d'albumine, teint toujours un peu blême.

OBSERVATION III (inédite) (1).

Angine à staphylocoques ; néphrite hémorrhagique.

Ch... Adrienne, âgée de 2 ans 1/2, entre salle H. Roger, n° 19, dans le service de M. Moizard, le 19 avril 1902.

Les parents sont bien portants ; il existe deux autres enfants en bonne santé.

La malade, née à terme, nourrie au biberon, n'a fait aucune maladie antérieure.

Le vendredi 26 avril, l'enfant se plaignait un peu de la gorge, elle n'avait plus d'appétit.

Lorsqu'elle arrive à l'hôpital, elle paraît très abattue ; la température est peu élevée (37°7) ; le pouls est un peu rapide, mais régulier et bien frappé. Les deux amygdales sont augmentées de volume et très rouges ; pas d'exsudat ; léger engorgement ganglionnaire. Il y a de la dysphagie ; l'enfant avale difficilement, même les liquides. La voix n'est pas enrouée ; la toux aurait été un peu rauque, au dire des parents, mais elle est normale lorsqu'on examine l'enfant. Pas d'éruption. Rien au cœur, rien aux poumons. Le ventre est souple, un peu de constipation.

Pas d'albumine dans les urines.

____

(1) Due à l'obligeance de M. H. Grenet, interne des hôpitaux

Une culture sur sérum ne donne, au bout de vingt-quatre heures, que du staphylocoque doré.

Le 30 avril, la température atteint 38°2 ; pas d'éruption. La gorge est toujours un peu rouge ; il n'y a presque plus d'engorgement ganglionnaire. L'enfant tousse un peu ; on note quelques râles de bronchite.

Le 1er mai, la température tombe à 37°8 le matin, 37°4 le soir, Pas d éruption. Léger enduit pultacé sur chaque amygdale.

La culture est vérifiée : elle ne donne que des staphylocoques.

Pas d'albumine dans les urines.

L'enfant paraît tout à fait guérie, lorsque, le *6 mai*, se produit *de l'hématurie* : les urines sont noires et troubles ; elles contiennent en abondance des globules rouges, et des cylindres Albuminurie abondante. Pas de taches purpuriques. Pas de bouffissure de la face ; pas d'œdème, pas de douleurs lombaires.

La langue est saburrale, le foie dépasse de deux travers de doigt environ le rebord des fausses côtes.

Pas de fièvre : température, 37°2.

Traitement : régime lacté, 2 ventouses scarifiées à la région lombaire de chaque côté.

Le 7 mai, l'hématurie persiste ; cependant, le soir, les urines commencent à s'éclaircir.

Le 8 mai, la coloration des urines est normale, on y trouve encore un peu d'albumine.

Le 10 mai, on ne trouve plus ni albumine, ni cylindres dans les urines, et le *11 mai*, l'enfant quitte l'hôpital, sans jamais avoir présenté le moindre symptôme d'insuffisance urinaire (absence complète de céphalée, de troubles de la vue, de myosis, d'œdème, etc.). L'hématurie a été le seul symptôme de la néphrite.

Il n'y a jamais eu de desquamation.

— 56 —

Observation IV (inédite) (1).

Angine à cocci. — Néphrite hémorrhagique.

N... Clémence, âgée de 4 ans 1/2, entre le 2 mars 1902, salle H. Roger, service de M. Moizard.

Les parents sont bien portants ; un autre enfant est mort à 22 mois, de convulsions.

La malade a eu des convulsions l'année dernière, en rapport avec la dentition ; conjonctivite l'année dernière.

Depuis le 16 février, l'enfant a perdu l'appétit, elle a de la fièvre et parfois parait oppressée. Trois jours avant son entrée à l'hôpital, elle a du torticolis ; le 1er mars, le médecin constate un gros ganglion sous-maxillaire du côté droit et pense à un abcès ; le 2 mars au matin, il constate de l'angine, et conseille d'amener l'enfant à l'hôpital.

Les amygdales sont grosses, rouges ; amygdalite lacunaire à droite ; gros engorgement ganglionnaire sous-maxillaire du même côté. Voix normale. Pas de trismus ; dysphagie modérée ; pas d'éruption. Température 38°5. Pas d'albumine dans les urines.

La culture sur sérum ne donne au bout de 24 heures que des cocci prenant le Gram.

Amélioration rapide. L'enfant quitte l'hôpital le 6 mars.

Le 10 mars, on ramène l'enfant, qui se plaint de souffrir du côté droit. On constate en effet au-devant du sterno-mastoïdien du côté droit un gros ganglion dur et douloureux, contigu en arrière à deux ou trois ganglions moins volumineux.

On remarque que la figure de l'enfant est un peu bouffie ; cependant, il n'y a ni céphalée, ni myosis, ni vomissements, ni œdème, ni douleurs lombaires. On recueille les urines, et l'on constate que les urines, franchement hématuriques, con-

(1) Due à l'obligeance de M. H. Grenet, interne des hôpitaux.

tiennent en abondance des globules rouges, quelques cylindres; albumine en grande quantité.

Le foie n'est pas augmenté de volume. Rien à la gorge ; pas d'éruption.

Température : 37°7.

Traitement : régime lacté ; deux ventouses scarifiées à la région lombaire de chaque côté. Purgation.

Le 11 mars, les urines ont une coloration presque normale, mais sont encore franchement albumineuses. Les deux premiers jours, il a été impossible de recueillir les urines, l'enfant ayant été purgée.

Le 12 mars : température, 37°8 le matin, 37°7 le soir. Urines albumineuses ; quantité : 300 gr.

Le *13 mars* : les urines sont un peu plus abondantes : 600 gr.

Le 16 mars, les urines atteignent un litre; la chaleur fait apparaître encore un léger nuage d'albumine. Ni globules, ni cylindres.

Les jours suivants, le taux des urines s'abaisse un peu et tombe à 500 gr. le 19 et le 20 mars.

A partir du 20 mars, les urines, qui ne contiennent plus d'albumine, remontent rapidement : 1 litre le 22 mars ; 1500 gr. le 23 ; 1 litre le 25 ; 1500 gr. le 27.

L'enfant sort guérie le 30 mars. Il n'y a jamais eu de desquamation.

OBSERVATION V (résumée).

(Lasègue).

M. X..., artiste, 32 ans, marié, d'habitudes correctes. vivant comme tous les statuaires, dans le milieu humide de l'atelier, de constitution robuste, est pris pour la première fois de sa vie de douleurs d'abord vagues, bientôt circonscrites dans les deux membres inférieurs, avec un léger mouvement de fièvre, la langue blanche, étalée, l'appétit nul, de la soif et des urines colorées. Après deux jours de ce malaise, dont il n'a pour ainsi dire pas été tenu compte, et qui n'a pas entravé les occupations habituelles, œdème, douleurs plus vives, obligation de garder le lit. On constate alors un œdème douloureux, occupant l'articulation tibio-tarsienne des deux côtés au même degré. La tuméfaction remonte presque jusqu'au genou, elle est molle, dépressive. Le long du tibia, à la partie interne, il existe une éruption sèche, de couleur fauve, démangeante, occupant un espace allongé de 6 à 8 centimètres de largeur, sur environ 25 centimètres de hauteur.

Anorexie ; état nauséeux, fatigue extrême.

Cette première phase dure une quinzaine de jours.

Le mieux est sensible, quand éclate une angine probablement préparée depuis le début par une sensation vague de sécheresse gutturale.

C'est pendant une nuit que l'âpreté de la gorge se déclare et dès le matin elle a acquis une intensité suffisante pour représenter aux yeux du malade la totalité, plutôt que le summum de la maladie.

Le pharynx est d'un rouge ardent, écarlate, avec une pointe de lividité vineuse. La rougeur occupe la luette, les deux piliers, elle s'étend sur tout le voile palatin et se perd sur la voûte ; la langue, de la base à la pointe, est rutilante, sans épaississement, sans enduit, sans sécheresse ; les joues, les gencives ne participent pas à cette coloration, mais sont moins pâles qu'elles ne devraient être chez un homme jeune.

Déglutition laborieuse, soif, ou plutôt aridité de la bouche insupportable.

Anorexie complète ; fièvre modérée ; pas de modifications de la voix ; respiration facile.

L'angine dure ainsi presque sans variantes, une dizaine de jours, puis elle va décroissant et finit par s'éteindre à la fin du deuxième septénaire.

Au second stade, le malade se plaint de lumbago ; il lui est presque impossible de s'asseoir sur son lit. La pression sur la région rénale est douloureuse des deux côtés, et un certain nombre de mouvements sont interdits, même au lit.

Cependant la douleur au niveau des reins prend subitement une violence excessive.

Le lendemain, émission d'urines sanguinolentes en quantité moyenne, très richement colorées et ne laissant aucun doute sur leur nature. L'analyse chimique et microscopique aurait du reste levé toute hésitation.

Dysurie, besoins plus fréquents d'uriner sans ténesme ; pas de sensibilité de la vessie à la pression. Un litre d'urine dans les vingt-quatre heures.

Fièvre légère, peau fraîche. sommeil meilleur, diminution graduelle du mal de reins.

Peu à peu le sang disparaît des urines décolorées, plus abondantes, exemptes d'albumine.

Cette phase néphritique dure une quinzaine de jours. puis le malade reprend son appétit, ses habitudes. Il peut sortir quoique très fatigable et entre en pleine convalescence.

OBSERVATION VI

(Kannenberg.)

Tuméfaction érysipélateuse des amygdales et du pharynx ; le malade entre le septième jour de sa maladie. Température de 40°5.

Urines le lendemain matin :

Quantité en 12 heures : 100 c. c.

Poids spécifique : 1.028.

Couleur rouge foncé.

Aspect louche.

Elles contiennent de nombreux éléments figurés à savoir :

a) Cylindres hyalins, recouverts tantôt de cellules épithéliales de couleur « ictérique »: tantôt d'hématies, tantôt enfin de grains, gros ou fins, *non solubles* après qu'on a ajouté de la potasse caustique.

b) De nombreuses *cellules épithéliales* libres, aussi de couleur ictérique.

c) Des *hématies* lavées formant des anneaux pâles.

d) Des *microcoques libres* en forme de boules ou de biscuits.

Peu d'albumine. La température était déjà tombée à la normale le jour suivant ; en même temps les urines s'éclaircirent, devinrent plus abondantes et plus pauvres en éléments figurés.

12e jour. Urines : Plus d'éléments figurés.

Quantité : 1300.

Jaune clair, limpides, sans albumine.

Observations VII et VIII

(Kannenberg.)

Dans les deux autres cas il s'agissait d'abcès des *amygdales* : chez l'un des malades, *néphrite* le troisième jour, chez l'autre le quatrième, et cela sans ascension remarquable de la température, comme il est d'ailleurs habituel de le constater. Comme dans le premier cas, urines avec éléments figurés ; cylindres hyalins avec des masses grossièrement granuleuses et des microcoques, des cellules épithéliales des reins et quelques hématies.

Observation IX (Résumée)

(Colrat.)

Jeune homme de 16 ans, élève au lycée. Le 25 avril, il a été pris brusquement de frissons, bientôt de sueurs, de gêne dans la déglutition.

Le lendemain, on trouve de la tuméfaction et une rougeur des deux amygdales, mais surtout à gauche.

La température est de 40°, le pouls à 120.

Aucune éruption sur la peau. On pense qu'il s'agit d'une angine catarrhale simple.

Le 28, toute l'amygdale gauche était couverte de fausses membranes blanches, peu adhérentes, laissant voir après leur ablation une surface rouge, saignant facilement.

L'urine, examinée ce jour-là pour la première fois, est *très albumineuse*. La fièvre persiste jusqu'au 30 avril. Les fausses membranes sont expulsées et disparaissent absolument le 4 mai. Cependant l'appétit ne reparaissait pas, l'albuminurie persistait aussi abondante. Le 10 mai, le malade eut de l'anasarque ; l'œdème persista à la face pendant quatre ou cinq jours, puis la quantité d'albumine trouvée dans l'urine alla en diminuant ; le 1er juin, le malade put reprendre ses études au lycée.

A ce moment, il n'existait plus de traces d'albumine.

OBSERVATION X

(Colrat.)

Il s'agit d'une jeune fille de 20 ans, domestique, qui tomba brusquement malade le 4 mai 1880. Le début fut un frisson assez violent suivi d'une douleur à la gorge, exaspérée par les mouvements de déglutition.

Cette malade entre le 6 mai à l'hôpital de la Croix-Rousse, salle Sainte Clotilde. A ce moment, on constate de la fièvre (40°5, 120 pulsations) avec inappétence, langue saburrale. L'examen de la gorge révèle du gonflement, de la rougeur des deux amygdales ; en somme, on croit avoir affaire à une amygdalite catarrhale ; mais l'analyse de l'urine y décèle une grande quantité d'albumine. On ne peut constater, malgré un examen minutieux, aucune éruption cutanée.

La fièvre, le gonflement des amygdales durèrent huit jours.

L'albuminurie persista dans l'urine pendant un mois, après quoi la malade fut renvoyée parfaitement guérie.

OBSERVATION XI

(Laure.)

Angine catarrhale ; albuminurie grave ; récidive de l'angine et de l'albuminurie un an après la première atteinte ; existence d'un rhumatisme articulaire subaigu ; guérison définitive.

Le 14 avril 1876, appelé auprès d'une jeune femme atteinte d'une angine catarrhale des plus simples, je constatai que l'amygdale droite était considérablement tuméfiée, au point de rendre la déglutition presque impossible. Il n'existait point de fausses membranes, mais un pointillé blanc, probablement dû à des concrétions muqueuses faisant saillie au niveau de l'orifice des culs-de-sac glandulaires. L'angine s'accompagnait d'une réaction fébrile des plus bénignes.

Je me bornai à prescrire des gargarismes émollients qui furent continués jusqu'au 18 avril, époque à laquelle je pris congé de la malade.

Mandé de nouveau auprès d'elle trois jours après, je constatai une céphalalgie des plus intenses, des troubles de la vision, et un œdème considérable de la face. L'urine, examinée immédiatement, me donna un précipité floconneux des plus abondants.

Je prescrivis un traitement tonique : du perchlorure de fer, du jaborandi, des infusions diurétiques, des pilules d'extrait de quina et d'ergotine furent successivement administrées à la malade.

Au bout de trois semaines, l'albuminurie avait diminué sensiblement, mais l'urine précipitait encore assez abondamment par l'acide nitrique et la chaleur.

J'appliquai quelques pointes de feu au niveau de la région lombaire ; le traitement diurétique fut continué et, au bout de deux mois seulement, l'urine ne décelait plus de traces d'albumine.

Un an après, la malade fut atteinte de douleurs rhumatismales articulaires, et en même temps d'une angine semblable à la première, également suivie d'une albuminurie, qui guérit à peu près dans les mêmes circonstances, le même laps de temps et par les mêmes moyens.

OBSERVATION XII (résumée)

(Laure)

Angine rhumatismale. — Albuminurie. — Type à répétition.

Schmitt (Georges), emballeur, âgé de 17 ans, entre à l'hôpital de la Croix-Rousse, salle Saint-Nizier, le 29 janvier 1881.

Pas d'antécédents rhumatismaux articulaires ou musculaires ; bonne santé habituelle. Il y a huit jours, à la suite d'un refroidissement, ce jeune homme est pris de douleurs dans l'arrière-gorge, de difficultés de la déglutition.

Amygdales rouges et tuméfiées ; quelques points blanchâtres qui disparaissent lorsque le malade avale sa salive.

Les urines fournissent un précipité très abondant d'albumine rétractile par la chaleur, la liqueur de Tanret et l'acide azotique. Pas d'œdème de la face ; aucun symptôme capable de faire songer à une néphrite, si l'on n'eût pratiqué l'examen des urines. Celles-ci, examinées environ tous les deux jours, continuent à être albumineuses.

Guérison rapide. Le malade quitte l'hôpital le 22 février.

Le 24, le malade rentre à l'hôpital atteint de douleurs rhumatismales subaiguës siégeant aux articulations des chevilles, des genoux, et des épaules. Cette dernière articulation est plus particulièrement affectée.

L'angine reparaît avec les mêmes caractères que précédemment

L'urine est redevenue albumineuse, bien que la quantité d'albumine soit de beaucoup inférieure à celle de la première atteinte.

Le 3, le 5, le 6 février, on constate de l'albumine dans les urines.

Le 17 mars, examen négatif, le malade demande son exeat.

OBSERVATION XIII

(Laure).

Angine rhumatismale. — Albuminurie. — Erythème rhumatismal.

Le 28 février, Mme X..., qui éprouvait depuis huit jours des douleurs articulaires vagues, est subitement atteinte d'un érythème généralisé.

Le 1er mars, les articulations tibio tarsiennes, celles de l'épaule et du poignet, sont tuméfiées et douloureuses.

Légère tache ecchymotique au niveau de l'arcade sourcilière gauche. Le surlendemain, tache semblable, symétrique à la première, au-dessus de l'œil droit.

La malade se plaint de gêne de la déglutition ; voix nasonnante, les amygdales sont tuméfiées, sans être très rouges, ni recouvertes d'aucune fausse membrane ; la luette est globuleuse, on constate à ce niveau une tache ecchymotique semblable à celle de l'œil. Cette coloration noirâtre pourrait en imposer et faire songer à une plaque gangréneuse, qu'elle simule à s'y méprendre, si l'on n'avait pas, en quelque sorte. surpris l'instant de sa production.

Les urines précipitent abondamment par la chaleur la liqueur de Tanret, l'acide picrique et l'acide azotique. On prescrit un gargarisme au chlorate de potasse, des gouttes de perchlorure de fer, du vin de quina, du sirop d'ergotine et des badigeonnages à la teinture d'iode. Le salicylate est très mal toléré par la malade.

Le rhumatisme s'en va graduellement et persiste après que l'angine a disparu. Les urines ne peuvent être examinées de nouveau que le 20 mars, à cause de l'apparition des époques.

Il existe encore à cette date une quantité très appréciable d'albumine. On n'en retrouve plus de traces le 25 mars.

OBSERVATION XIV (résumée).

(Laure).

Angine rhumatismale. — Albuminurie.

(Observation due à l'obligeance de M. le docteur Dusséa,
de Pierre-Bénite).

Moreau Pierre, 17 ans.

Le malade jouit d'une santé assez bonne. Nous ne trouvons rien d'héréditaire chez lui, il a perdu son père de la variole en 1870 ; sa mère vit encore et se porte bien ; il n'a jamais eu la scarlatine ; seulement, il y a trois ans, il a été atteint d'un rhumatisme très léger dont il ne ressent actuellement aucune trace.

Le malade s'est présenté à l'examen médical pour une douleur qu'il éprouve à la gorge, douleur qui est surtout provoquée par les efforts de déglutition.

A l'examen de la gorge, on trouve les amygdales tuméfiées et rouges avec quelques points blanchâtres semés çà et là ; la luette est un peu hypertrophiée et fortement hyperémiée.

A l'examen des urines, on trouve avec l'acide nitrique, la liqueur de Tanret et la chaleur un abondant précipité caillebotté d'albumine.

20 février. Aujourd'hui l'angine est complètement guérie depuis trois ou quatre jours. On examine de nouveau les urines ; les réactifs ci-dessus ne donnent plus aucun précipité. Les urines sont aussi limpides après qu'avant l'opération ; toute trace d'albumine a donc complètement disparu.

OBSERVATION XV

(Laure.)

Louise Guillon, dévideuse, âgée de 16 ans, entre à l'hôpital de la Croix-Rousse le 13 février 1881. Cette jeune fille dit avoir séjourné dans une habitation humide. Elle est malade depuis environ 4 mois. Elle a été prise à la suite d'un refroidissement de gêne de la déglutition et de cuisson dans l'arrière-gorge. Depuis cette époque, elle tousse, maigrit et se plaint de céphalée continuelle et d'inappétence. Actuellement, léger mouvement fébrile, la toux est fréquente, l'expectoration n'offre rien de spécial ; jamais d'hémoptysies ; le facies est pâle, les pommettes très colorées, langue saburrale, quelques vomissements, menstruatiou irrégulière ; auscultation négative, sauf quelques râles sonores disséminés dans les deux poumons.

Les urines précipitent abondamment par l'acide nitrique, la chaleur et la liqueur de Tanret.

4 mars. Léger mouvement fébrile, rhumatisme subaigu généralisé à toutes les articulations.

6 mars, la quantité d'albumine diminue sensiblement.

20 mars, plus d'albumine, les douleurs ont disparu, l'état général est satisfaisant, la malade demande son exeat.

Observation XVI

(Laure).

*Angine rhumatismale pultacée. — Albuminurie.
— Microbes dans l'urine.*

Céline Patillon, dévideuse, âgée de 20 ans, entre à l'hôpital de la Croix-Rousse le 12 avril 1881. Pas d'antécédents pathologiques. Depuis un mois cette femme est atteinte de bronchite légère. Samedi dernier elle est prise de céphalalgie, de douleurs dans la région lombaire, en même temps que d'une grande gêne dans la déglutition. Anorexie complète, pas de vomissements. Actuellement on constate une fièvre vive, le pouls est plein, fréquent, les pommettes sont très colorées. Cette coloration ne paraît pas tenir à la fièvre, mais à la persistance de la céphalalgie. Les membres, pas plus que le tronc, ne présentent de rougeurs. Constipation, pas de météorisme. La pression de l'abdomen n'est pas douloureuse ; peu de taches.

La langue est couverte d'un enduit saburral léger. Les amygdales sont recouvertes d'un enduit pultacé blanc jaunâtre. La luette est un peu plus rouge que normalement.

Les urines contiennent plus d'un gramme d'albumine par litre. Température, 40°5.

13 avril. — Même état, température : 40° le matin, 40°3 le soir.

14. — La déglutition est un peu plus facile. On enlève l'enduit pultacé qui, examiné au microscope, ne présente aucune trace de fibrine, n'étant constitué que par des globules de pus.

Collutoire au tanin, gargarisme chloraté.

Les urines sont rares, fortement colorées, présentant une réaction manifestement acide, et contiennent 0,98 d'albumine par litre. Le dosage de la globuline et de la sérine, pour ce total, donne : sérine, 0,35 ; globuline, 0,63. Examinées au microscope, avec les précautions nécessaires, on y constate la présence d'une quantité innombrable de bactéries, de microbes en forme de biscuit et même des spores arrondies. Ces microbes circulent librement et en grand nombre dans le champ de la préparation, ou sont fixés sur les débris épithéliaux. Il n'existe aucune trace de cylindres, mais de nombreuses granulations d'urate de soude. Température : 39°5 le matin ; le soir, 40°.

15. — Le pharynx présente le même état. Température, 39°5. le soir 39°8.

Les urines contiennent beaucoup d'albumine mais on n'y rencontre plus de microbes.

Les granulations d'urate de soude existent encore en grand nombre.

La malade se plaint d'une vive douleur dans le genou droit qui est devenu le siége d'une fluxion rhumatismale évidente.

Les urines sont successivement examinées tous les jours jusqu'au 22 : nous n'y avons plus constaté la présence de microbes depuis le 15 avril. Le 22, toute trace d'albumine a disparu. La fluxion articulaire s'améliore sous l'influence du salicylate de soude.

OBSERVATION XVII

(Laure).

Angine phlegmoneuse. — Albuminurie

Marie Chapel, née à Lyon, exerçant la profession de tisseuse, âgée de 28 ans, entre à l'hôpital de la Croix-Rousse le 9 juillet 1880. Pas d'antécédents rhumatismaux. Début, il y a trois jours par un malaise général : fièvre, céphalalgie, douleurs lombaires et angine. Actuellement la malade ne peut rien avaler. La parole est difficile ; elle bave constamment par suite de l'impossibilité de la déglutition.

A l'examen de la gorge on constate de la rougeur des amygdales et du voile du palais ; l'amygdale gauche est énorme, et tout autour d'elle les tissus sont fortement gonflés, tendus et forment une tumeur qui s'avance jusqu'à la limite antérieure du voile du palais, en avant, en dépassant la ligne médiane.

Une incision assez profonde n'ayant amené que du sang, paraît soulager la malade.

11 juillet. — Nouvelle incision très profonde qui donne issue à une certaine quantité de pus et amène un soulagement immédiat

14. — La place de l'amygdalite est parfaitement nette ; le gonflement a disparu.

18. — La malade allait beaucoup mieux et demandait la veille à sortir, lorsque ce matin on constate un œdème assez considérable des paupières et des malléoles.

22. — Diarrhée, suppression des médicaments.

24. — Dosage de l'albumine, 3,50 par litre.

3 août. — Dosage de l'albumine, 1,25 par litre. L'œdème des malléoles a disparu, encore un peu d'œdème des paupières.

9. — L'albumine a diminué sensiblement, on n'en retrouve plus de traces. La malade, malgré nos instances réitérées, s'obstine à quitter l'hôpital pour reprendre ses occupations, n'éprouvant plus aucun malaise.

OBSERVATION XVIII (résumée)

(Laure).

(Observation due à l'obligeance de M. le docteur Dussea, de Pierre-Bénite).

Saint-Maurice (Pierre), à Irigny (Rhône).

Le malade est âgé de 15 ans, et de constitution assez robuste. Pas d'antécédents diathésiques.

A l'inspection de la gorge, on a constaté une hyperémie assez bien circonscrite aux amygdales, qui sont un peu hypertrophiées. Sur ces amygdales, on remarque par place quelques points blanchâtres.

Le malade n'a jamais eu de douleurs au niveau des reins, pouvant expliquer une néphrite. De plus, c'est la première fois que le malade se plaint de la gorge. L'angine cède facilement au traitement. L'examen des urines pratiqué le 2 février 1881, montre celles-ci chargées de mucus et riches en urates.

La liqueur de Tanret et la chaleur y décèlent la présence de l'albumine.

2 mars. — Nouvel examen des urines. L'albumine a presque entièrement disparu. Le malade, complètement rétabli, a repris ses occupations.

Observation XIX

(Laure).

Angine catarrhale. — Albuminurie.

Chabrol, âgé de 20 ans, ouvrier apprêteur, se présente à ma visite du 12 mars 1881, se plaignant de malaise général, inappétence, léger mouvement fébrile, le soir, gêne de la déglutition. L'arrière-gorge, les piliers, les amygdales, la luette, sont rouges, tuméfiés. Les urines, franchement acides, donnent, par l'acide nitrique, un précipité abondant. La chaleur, la liqueur de Tanret, produisent également un trouble uniforme sans flocons albumineux.

Mardi 16 mars. — L'angine a presque disparu, mais l'albumine persiste plus abondante qu'au dernier examen et se coagule en flocons rétractiles.

23 mars. — La densité de l'urine a repris son taux normal ; il n'existe plus de traces d'albumine, l'ouvrier retourne à son travail.

Cet homme n'a jamais eu de douleurs rhumatismales à aucune époque de sa vie.

OBSERVATION XX (résumée)

(Laure).

Angine catarrhale. — Albuminurie.

Marie Gautheron, tisseuse âgée de 22 ans, entre à l'hôpital
de la Croix-Rousse le 11 mars 1881. Bonne santé habituelle,
bien qu'un peu lymphatique. Pas d'antécédents diathésiques.

Depuis trois jours, angine avec léger mouvement fébrile,
difficulté de la déglutition, douleur au niveau de la région
lombaire.

Les amygdales sonr tuméfiées, les piliers rouges, sans enduit
pultacé.

L'urine précipite abondamment par l'acide nitrique et la
liqueur de Tanret.

Le 16 mars, l'urine ne contient plus de traces d'albumine,
le malade demande son exeat.

OBSERVATION XXI

(Laure.)

Angine catarrhale ; albuminurie.

Caroline Duchamp, dévideuse, âgée de 18 ans, entre à l'hôpital de la Croix-Rousse, le 15 janvier 1881, présentant de
l'aménorrhée et des phénomènes hystériformes variés, sensation de boule, etc., etc.; jamais d'antécédents rhumatismaux.

15 février. Depuis trois jours, la malade est atteinte d'une
extinction de voix et souffre de la gorge dans les mouvements
de déglutition. Le pharynx est rouge, ainsi que la luette et les
amygdales, qui ne sont cependant pas tuméfiées.

Les urines, examinées par la chaleur et l'acide nitrique, contiennent une quantité notable d'albumine.

8 mars. Amélioration de l'état local. Les urines ne contiennent plus d'albumine.

La malade quitte l'hôpital.

OBSERVATION XXII (résumée).

(Benoît-Gonin.)

Mme Françoise T..., 20 ans. Pas d'antécédents antérieurs ; pas de rhumatisme.

A eu ses règles le 10 mars, après un intervalle de quarante-cinq jours. Elles ont été à peu près normales.

Le 17 mars, au soir, céphalalgie avec légers frissons, douleur à la région lombaire ; mal à la gorge.

Le lendemain, la douleur à cette dernière région augmenta, cependant la malade peut encore avaler sans trop de difficulté.

Le mal de gorge augmente ; impossibilité pour la malade de déglutir.

Le 22, à l'examen, tuméfaction énorme des amygdales, qui se rejoignent sur la ligne médiane. Pas de fausses membranes. Langue blanche, peau un peu chaude, pouls à 86, voix nasillarde. Pas d'éruption, rien au cœur, rien aux poumons. Prescription : gargarisme au chlorate de potasse.

Le 23, même état ; pas d'albumine dans les urines. Prescription : nid d'hirondelle de l'Hôtel-Dieu ; scarification des amygdales.

Le 24, dysphagie moins intense. Urines troubles, odeur de bouc très prononcée ; traitées par la chaleur, elles se clarifient d'abord vers 30 à 40° environ. Si l'on continue à chauffer, précipité floconneux abondant d'albumine. Dosage de l'albumine par le tube d'Esbach : 3 gr. 75 par litre. Bactéries ; pas de cylindres.

La douleur de la région sous-maxillaire droite a été très vive pendant la nuit. Dans la journée, la malade rend du pus avec ses crachats ; quelques-uns sont teintés de sang noirâtre.

Le pus rejeté au dehors est en assez grande quantité ; pas d'odeur spéciale.

Le 25, douleurs lombaires, bouffissure de la face. Le précipité d'albumine est un peu moins abondant que la veille. Tisane de chiendent et queues de cerises. Vin de quina.

Amélioration progressive. Le 27, on ne trouve plus d'albumine par la chaleur et l'acide azotique. Les amygdales ont preque leur volume normal.

La malade sort guérie.

OBSERVATION XXIII (résumée).

(Benoît-Gonin.)

Rhumatisme, angine. Albuminurie légère.

Poncet Joséphine, 17 ans. Douleurs dans les épaules depuis un mois ; douleurs articulaires dans les articulations du cou et le genou gauche depuis douze jours. Quelques jours après le début des douleurs, plaques d'érythème noueux a la face antérieure des genoux et postérieure des coudes. Au cœur, premier bruit tantôt un peu soufflant, tantôt un peu prolongé ; le maximum n'est pas à la pointe ; il est un peu en dedans et un peu plus haut ; pointe dans le cinquième espace, en dedans de la ligne mamelonnaire ; rien ailleurs.

Rien aux poumons ; jamais d'angine.

Urines : Précipité abondant par la chaleur, entièrement soluble dans quelques gouttes d'acide azotique. Rien par l'acide azotique à froid.

Un peu de bouffissure des paupières, face pâle ; jamais de troubles oculaires.

5 juillet. — Angine, douleurs d'oreilles.

7 juillet. — Un peu d'albumine, urines acides.

8 juillet. — Rouge érythémateux de la gorge, piliers, luette, amygdales, fond du pharynx ; pas d'hypertrophie des amygdales.

9 juillet. — Un peu d'albumine dans les urines, qui sont acides.

11 juillet. Mêmes signes ; dysphagie moins intense. Amélioration progressive ; disparition de l'albuminurie le 15 juillet.

OBSERVATION XXIV (Résumée).

(Benoit-Gonin.)

Etat catarrho-rhumatismal ; angine ; albuminurie ; endopéricardite.

Bertr... Marie, 18 ans.

Douleurs dans les articulations des pieds depuis quinze jours ; les douleurs se font sentir dans les genoux, puis les articulations des membres supérieurs.

Il y a neuf jours, frissons, anorexie, céphalgie, nausées ; douleurs à la gorge et dans la nuque ; point de côté à droite.

A l'auscultation, respiration prolongée et soufflante à gauche en arrière ; pas d'égophonie.

Au cœur, souffle systolique dont le maximum est sur le bord gauche du sternum.

Langue saburrale : constipation succédant à de la diarrhée ; pas de taches rosées.

Les urines ne contiennent pas d'albumine.

Temp. 33°,4 le soir ; 38°,2 le matin.

Les jours suivants, on constate un bruit de frottement péricardique à la base et un bruit de souffle à la pointe du cœur.

11 novembre. — Angine érythémateuse ; albuminurie dans les urines, environ 2 gr. par litre.

15 novembre. — Diminution de l'angine ; diminution de la proportion d'albumine.

La malade sort guérie le 27 novembre.

Observation XXV (résumée)

(Benoit-Gonin)

Angine ; néphrite rhumatismale ; albuminurie considérable ; conjonctivite rhumatismale ; douleurs rhumatismales.

Var... Françoise, 19 ans. Entre le 5 août 1881.

Débuts de la maladie il y a cinq jours, par du mal de gorge, des frissons, des douleurs au niveau des reins et de l'œdème des membres inférieurs.

Actuellement, l'angine est guérie. On constate : de la conjonctivite, et dans les urines une forte proportion d'albumine rétractile. Sort guérie le 27 septembre.

Observation (résumée)

(Benoît-Gonin)

Angine catarrhale ; albuminurie légère.

Mar... Catherine, 22 ans.

Il y a huit jours, douleurs dans le pharynx, gêne de la déglutition ; dyspnée légère.

Tuméfaction considérable des amygdales ; pharynx grisâtre ; pas de dépôts pultacés.

Faible quantité d'albumine dans les urines.

Guérison.

Observation XXVII (résumée)

(Benoît Gonin.)

Rhumatisme articulaire aigu ; angine ; albuminurie.

Chap... Marie, 30 ans. Plusieurs attaques antérieures de rhumatisme.

Nouvelles douleurs articulaires depuis deux mois.

Souffle cardiarque systolique, tantôt à la base, tantôt à la pointe ; disparaît complètement.

Angine érythémateuse simple ; quantité notable d'albumine dans les urines.

Observation XXVIII (résumée)

(Benoît-Gonin.)

Angine catarhale ; albuminurie légère

Marie Ber... 23 ans.

Angine ; douleurs dans les muscles de la nuque et dans diverses articulations.

Le 7 septembre. — Les piliers du voile du palais, la luette, les amygdales, sont le siège d'une rougeur assez intense. Les amygdales sont un peu augmentées de volume ; le fond du pharynx est rouge, par places on voit un enduit pultacée. La rougeur de la gorge est moins intense que la rougeur habituelle de l'angine scarlatineuse ; pas d'engorgement ganglionnaire.

Rien au cœur, rien aux poumons.

Pas d'albumine.

Le 9 septembre, amélioration de l'angine.

Le 13 novembre, un peu d'albumine.

La malade sort guérie le 17.

OBSERVATION XXIX (résumée)

(Benoît Gonin.)

Angine phlegmonneuse ; albuminurie.

L..., 32 ans.

Le 17 octobre 1881, céphalgie, malaise général soif vive ; pas de vomissements.

Le 17, à l'angle postérieur du maxillaire inférieur, on sent au toucher un peu d'empâtement de la région. En abaissant la langue, on voit les amygdales très volumineuses, se touchant presque sur la ligne médiane.

Le 20, même état. Albumine dans les urines.

Le 21, la dysphagie a augmenté. Albumine.

Le 23. Pendant la nuit, l'abcès amygdalien s'est vidé.

Le 25, l'albumine a disparu entièrement. Le malade est tout-à-fait guéri.

OBSERVATION XXX (résumée)

(Teissier, in Benoît-Gonin.)

Angine catarrhale, albuminurie.

Charles J..., gardien de la paix, 28 ans, entre à l'Hôtel-Dieu le 26 avril 1882.

Il y a deux jours, frissons, vomissements, douleurs de gorge.

Actuellement, peau chaude, langue couverte d'un enduit saburral épais. Le pharynx est rouge, les amygdales gonflées ; l'urine albumineuse. Rien au cœur ; rien au poumon.

Le 27, amélioration.

1er mai. — Cessation de la douleur pharyngée, disparition de l'albuminurie.

Guérison.

Observation XXXI (résumée).

(Landouzy).

R... Clémence, 29 ans, journalière.

La bouche est entr'ouverte, la respiration nasale semble insuffisante ; la voix est gutturale, sourde et pénible ; la déglutition est douloureuse, la salive n'est pas avalée sans que la face ne devienne grimaçante.

Pas de tuméfaction du cou ni de la région sous-maxillaire, ganglion douloureux à la pression ; trismus.

Rougeur violacée et œdémateuse de la partie gauche du voile du palais ; gonflement et rougeur violacée du pilier antérieur gauche que déborde fortement l'amygdale turgide et violacée ; aucune concrétion dans les cryptes amygdaliennes ; luette œdémateuse ayant presque le volume de la phalangette du petit doigt ; faible rougeur du voile du palais et de l'amygdale à droite.

Nous pouvions craindre un abcès de la gorge.

Aucune éruption ni érosion : les jointures sont normales et non douloureuses ; chacun des viscères paraît sain.

Seules les urines sont altérées, elles sont troubles, ont l'aspect du bouillon et sont manifestement albumineuses. L'albumine est de l'albumine rétractile.

Au microscope les urines ne présentent ni hématies, ni leucocytes, ni cellules vésicales, ni cristaux, mais elles renferment quelques cylindres granuleux minces et allongés, des points brillants, les uns mobiles, les autres, en plus grand nombre, immobiles ; des bactéries rectangulaires isolées ou soudés.

N'était cette albuminurie (révélée uniquement par l'examen des urines) notre malade paraissait tout uniment atteinte d'une angine inflammatoire.

C'est justement la juxtaposition ou la superposition d'une

albuminurie intense au cours d'une angine d'allures puremen inflammatoires, n'ayant à aucun titre l'aspect herpétique ou diphtérique, c'est précisément la juxtaposition du mal de gorge et de ce mal de reins qui fait l'intérêt de l'histoire de notre malade.

Prescription :

<pre>
                Ipéca en poudre..............   2 gr.
              ⎧ Hydrolat de tilleul............ 120 gr.
              ⎪ Acide salicylique.............   1 gr.
        Julep ⎨ Borate de soude..............   1 gr.
              ⎪ Acide phénique..............   0 gr. 40
              ⎩ Rhum ....э........ ....   30 gr.
</pre>

Gargarisme émollient.

Lait et bouillon.

Le soir, la femme se trouvait un peu mieux.

Le lendemain, l'état général et l'état local sont les mêmes. Ventouses sèches sur les reins. Régime lacté.

5 août. — R... a moins de fièvre, avale moins difficilement, a la voix moins gutturale, ouvre davantage la bouche ; le ganglion sous-maxillaire gauche est moins sensible et moins gros ; la tuméfaction de la gorge est moindre, la coloration moins violacée. L'examen des urines par les réactifs et au microscope, donne les mêmes résultats. L'examen du sang fait reconnaître quelques points brillants, immobiles, l'examen du sérum (obtenu par l'application sur le thorax d'un vésicatoire de la largeur d'une pièce de deux francs) montre quelques granulations immobiles.

6 août. — Amélioration considérable de l'angine.

La langue est nettoyée, la malade demande à manger.

Mêmes caractères des urines dont la quantité ne dépasse pas un litre.

9 août. — Albuminurie nette encore, mais moins abondante : l'examen microscopique ne révèle plus rien.

Plus de gêne dans la gorge; n'était la saillie encore manifeste et l'aspect plus brun de l'amygdale gauche, on ne pourrait plus reconstituer la localisatien angineuse.

Etat général bon. R... se lève toute la journée.

10 août. — Albuminurie douteuse.

12 août. — R... sort sur sa demande, se disant simplement un peu fatiguée. Urines claires, abondantes, sans élément figuré d'aucune sorte, sans albumine.

L'amygdale gauche forme toujours une manière de petit moignon débordant un peu la loge amydalienne.

Observation XXXII (résumée)

(Bouchard cité par Landouzy).

A... Louis, maçon, 24 ans, entre le 6 janvier 1884 à Lariboisière. Malade depuis une huitaine. Les amygdales rouges, tuméfiées, sont le siège de petites ulcérations. Les ganglions maxilaires sont engorgés. Albuminurie rétractile : bactéries dans l'urine.

7 janvier. — T. 39°7.

8 janvier. — T. 38 et 37°8.

9 janvier. — L'état général s'est amélioré : l'appétit et le sommeil réapparaissent. Pas de diarrhée. La fièvre persiste, oscillant entre 37°6 et 38°4.

11 janvier. — Les amygdales sont toujours rouges et tuméfiées. Il n'y a plus que des traces d'albuminurie. Temp, 38°2 et 37°6.

12 janvier. — Légère diarrhée. On donne à manger au malade. Temp. 37°2 et 37°.

Rien dans les urines examinées au microscope.

13 janvier. — La diarrhée a disparu ; les amygdales sont moins rouges et semblent diminuer de volume. Temp., 37°4 et 38°.

16 janvier. — L'état général est aussi bon que possible. A... mange avec appétit,

17 janvier. — Apyrexie complète. Réapparition d'un peu de diarrhée. Les amygdales restent rouges.

23 janvier. — L'état du malade est satisfaisant ; les amygdales sont à peine rouges. Pas d'albuminurie.

25 janvier. — A... se plaint d'une douleur dans le côté droit et de voir des points brillants voltiger devant ses yeux.

30 janvier. — Douleurs dans l'épaule et dans le poignet droit.

2 février. — Douleurs persistantes dans le bras droit. La langue est sale et humide. Temp. rectale oscillant entre 38°4 et 38°7. Albumine rétractile dans l'urine.

3 février. — Les douleurs persistent dans l'épaule et dans le bras droit. A... est abattu et découragé. L'examen de l'urine y montre des bactéries très grêles en forme de bâtonnets.

4 février. — Mort.

Autopsie : Le sang offre une coloration noire violacée. Un peu de sérosité dans le péritoine, rien dans les plèvres.

Cœur : sang d'aspect rouge très foncé. Orifices sains. Valvules parfaitement intactes.

Foie congestionné, non graisseux, poids 1.700 gr.

Reins : peu adhérents à la capsule, peu congestionnés. Pas d'altération à l'œil nu, sauf peut-être une légère diminution de la substance corticale.

Rate : un peu augmentée de volume, sans consistance, poids 210 gr.

Intestins rétractés : Congestion intense de la muqueuse.

Encéphale normal.

Observation XXXIII

(Landouzy).

Dans la même catégorie de faits rentre légitimement le cas d'un jeune garçon coiffeur que j'ai, cet hiver, soigné à l'Hôtel-Dieu annexe, pour une fièvre vive et un état général grave au milieu desquels a évolué, en six jours, une amygdalite franchement inflammatoire avec albuminurie rétractile qui a décru puis disparu avec l'angine.

OBSERVATION XXXIV (résumée)

(Dubousquet-Laborderie).

Le 23 octobre 1889, je suis appelé auprès du nommé M..., homme vigoureux, mais alcoolique, boucher, âgé de 27 ans.

Cet homme a eu déjà deux fois des maux de gorge, et, étant enfant, on a voulu lui couper les amygdales. Les maux de gorge précédents ont ressemblé beaucoup, me dit-il, à celui actuel. A part ces deux atteintes, je ne relève rien dans ses antécédents, sauf des abus alcooliques.

Depuis deux jours, il a mal à la gorge, aux gencives ; toute la bouche est douloureuse, et il éprouve une douleur assez vive à chaque déglutition.

Frissons, nausées. La voix est légèrement voilée. La région sous-maxillaire gauche est un peu gonflée et douloureuse ; il ouvre la bouche avec facilité cependant.

Les amygdales sont rouges et gonflées : elles sont infractueuses, tailladées, ne présentent aucun enduit. L'amygdale gauche surtout déborde les piliers et touche à la luette, qui est aussi œdémateuse.

Ni éruption, ni érosions suspectes.

Le pouls est à 100, la température à 39°5. L'urine est trouble, rare, et contient de l'albumine rétractile (procédé par le liquide Tanret).

La formule du réactif est la suivante :

Iodure de potassium pur........	3 gr.	22
Bichlorure de mercure..........	1 gr.	35
Acide acétique.................	20 cc.	
Eau distillée Q. S. pour........	100 cc.	

Ce précipité ne se redissout pas à chaud ; il est indissoluble dans l'alcool. Ce réactif est excessivement sensible.

Le précipité obtenu avec ce liquide se fragmente et se caillebote sous l'influence de la chaleur (albumine rétractile).

L'urine a présenté de l'albumine pendant cinq jours, diminuant progressivement chaque jour. Le sixième jour, le malade se sentait bien, sauf une fatigue et une faiblesse encore notables, et qui ont persisté pendant plusieurs jours

Observation XXXV (résumée)

(Dubousquet Laborderie)

Le 2 novembre 1885, je suis appelé pour Mme L..., fruitière.

Rien de particulier dans ses antécédents. Son père, me dit-elle, a eu des esquinancies. Elle a été prise, la veille, dans la journée, d'un violent mal de gorge, accompagné de frissons, de courbature, de céphalalgie, et d'un mal de reins insupportable. Je la trouve au lit, la figure prostrée, la voix éteinte, pouls à 130, température 40°. Elle a eu tellement mal aux reins qu'elle n'a pu rester debout. Aucune éruption ni érosion sur la peau et les muqueuses, pas trace de rhumatisme. Les amygdales sont très grosses, rouges, luisantes, inégales, le voile du palais et les piliers sont rouges et œdématiés. Léger enduit pultacé dans les cryptes. La déglutition est très pénible, et les ganglions sous-maxillaires sont très gonflés, surtout à droite.

L'urine contient de l'albumine rétractile en grande quantité.

Le 3, la température est de 39°4 et le pouls à 100, toujours de l'albumine. L'état général est moins mauvais ; la douleur lombaire persiste, mais est moins pénible.

Le 5, pouls 95, température 38°, moins d'albumine, les douleurs de rein sont à peu près calmées.

Les jours suivants, l'albumine diminue pour disparaître, et, le septième jour, la température revient à la normale. Cette personne a été longue à se remettre, et a maigri d'une façon frappante, comme si elle avait fait une longue maladie.

OBSERVATION XXXVI (résumée).

(Dubousquet-Laborderie)

Charles E..., âgé de 25 ans, menuisier. A souffert de plusieurs atteintes de maux de gorge qui ont toujours présenté les mêmes caractères (frissons, fièvre, gonflement des amygdales, avec gêne extrême de la déglutition, puis ces abcès percent et il est soulagé). Le 9 janvier dernier, il est atteint pour la cinquième fois. Je le vois le 11, et à ce moment, la température est de 39°, le pouls à 100 ; les amygdales sont énormes et il ne peut desserrer les dents. Il n'y a aucun enduit sur les amygdales. Il se plaint de douleurs fort pénibles siégeant à la région lombaire, et n'a pu rester debout. Le 15, il crache du pus en assez grande quantité et se trouve soulagé. Le 17, au matin, il s'aperçoit qu'il est enflé, que ses paupières lui pèsent, et il vient me voir dans cet état. Le 20, l'auscultation ne montre rien de particulier du côté du cœur, ni des poumons, sauf quelques râles humides aux deux bases.

Le foie et la rate sont manifestement augmentés de volume. Il ne porte aucune trace d'éruption, ni desquamation. La figure est bouffie, les paupières et les membres inférieurs sont le siège d'un œdème très marqué, il urine peu et souffre encore des reins. L'urine est rouge brique et contient une grande quantité d'albumine rétractile : le microscope y montre l'existence de quelques cylindres granuleux et bâtonnets. J'ai suivi ce malade attentivement, et, soumis an régime lacté, il n'a pas tardé à voir disparaître l'œdème et les douleurs rénales, mais l'albumine a persisté jusqu'au 21 février.

Observation XXXVII (résumée)

(Boucseim.)

Enfant de 7 ans, contagionné par sa mère atteinte d'amygdalite aiguë.

Amygdalite, température : 102° Farenheit (40° centigr.) ; signes généraux graves. Guérison au bout de six jours.

Trois semaines après, la mère ramène son enfant qui a de l'œdème des membres inférieurs et le visage bouffi ; il a déjà eu des convulsions ; il en a de nouvelles en présence du médecin, tombe dans le coma, et meurt.

« Quoique l'autopsie n'ait pas été accordée, la mort de l'enfant dans le coma urémique ne laisse aucun doute sur la nature de sa maladie.

« Pendant son angine tonsillaire, il n'avait eu ni rash ni éruption, et il n'a jamais présenté les symptômes caractéristiques de l'angine scarlatineuse ; le diagnostic de diphtérie était nié par l'absence de toute tendance à l'asthénie et par l'absence de toute tuméfaction ganglionnaire. »

Observation XXXVIII (résumée)

(Descoings.)

Amygdalite et néphrite.

Célestine T..., femme M..., âgée de 40 ans, exerce la profession de femme de ménage.

Elle a eu très chaud, s'est mise ensuite à la fenêtre par un temps de brouillard, s'est ainsi refroidie et est tombée malade le soir même.

On apprend que la personne qui l'employait depuis quelques jours avait été malade toute la semaine d'une amygdalite avec fièvre, etc.

Aucune autre maladie, même aucun mal de gorge antérieur.

En rentrant de son travail, le soir du 16 novembre, elle était courbaturée, avait de la fièvre.

Légère douleur à la gorge. Les jours suivants, la douleur s'accroît, et les phénomènes généraux persistent.

Le 21, la malade souffre davantage, surtout en déglutissant. Gargarisme à l'alun.

Le 22, la déglutition est devenue impossible. C'est ce jour que nous le voyons.

Elle a de la fièvre, la langue très saburrale, les mâchoires fortement serrées, et elle dit qu'elle a comme une poignée de plâtre dans la bouche.

Le côté gauche du cou est très douloureux ; toute cette région est empâtée. L'amygdale est très gonflée et très rouge ; quelques petits îlots d'enduit blanchâtre non adhérent. Rougeur diffuse du reste de la gorge.

Petit ganglion sous-maxillaire et un autre derrière l'angle de la mâchoire inférieure sont engorgés.

Albumine légère.

Nous prescrivons : un vomitif ; un gargarisme au borate de soude ; 0 gr. 10 centigr. d'acide phénique dans une potion ; et de la tisane d'orge, de chiendent et de feuilles de ronce édulcorée avec du miel.

Amélioration locale.

L'albuminurie a un peu augmenté.

Nous faisons renouveler la potion d'acide phénique, et continuer la tisane et le gargarisme.

Le 24, il n'y a plus de fièvre du tout. Les mâchoires s'écartent facilement. La région de l'amygdale n'est plus douloureuse ; l'engorgement ganglionnaire a disparu.

Quelques vagues douleurs dans les régions lombaires et dans les flancs.

Il y a toujours de l'albumine dans les urines.

Nous prescrivons le même traitement que la veille.

Le 25, la malade n'a plus rien du côté de la gorge.

L'albuminurie persiste.

Nous supprimons le traitement des jours précédents, et nous prescrivons la diète lactée.

Trois jours après, la malade accuse toujours des douleurs dans les régions lombaires. Pas d'œdème des membres inférieurs.

Albuminurie.

Les règles n'ont jamais reparu ce mois.

Nous ordonnons de continuer la diète lactée pendant quelque temps.

Nous n'avons pas revu la malade depuis ; il nous a donc été impossible de suivre l'évolution de sa néphrite.

Observation XXXIX (Résumée).

(Dubost.)

Manuel-del-Rio, 48 ans, entre dans le service de M. Gougenheim, le 20 mai 1896.

Angine pultacée à streptocoques ; lésions accentuées, surtout à gauche.

Albumine en grande quantité dans les urines ; dysphagie intense ; respiration gênée.

Amélioration progressive pendant les six premiers jours. Cependant la fièvre continue.

Le 27 mai, douleur violente dans le côté gauche en bas et en arrière du thorax ; légère recrudescence de la fièvre : à ce niveau, râles sous-crépitants ; on fait le diagnostic d'abcès du poumon.

L'état du malade devient de plus en plus mauvais ; le 1er juin, à la place des râles sous-crépitants, on entend des frottements pleuraux très nets et on trouve une zone de matité d'une hauteur de quatre doigts à la base du poumon gauche. *Albumine dans les urines.*

Phénomènes d'arthrite sterno-claviculaire.

Amélioration progressive ; on croit à la convalescence, quand, le 16 juin, à cinq heures du matin, le malade meurt subitement dans son lit, dans une crise d'étouffement qui n'a pas duré dix secondes.

Autopsie. — Péricardite purulente ; pleurésie purulente gauche. Congestion des deux poumons. Rate normale ; foie gras. *Reins petits, à substance corticale réduite à quelques millimètres ;* plusieurs gros calculs dans les calices.

A l'examen histologique (fait par M. Gastou), on trouve des lésions de pleurésie fibrino-purulente, congestion pleuro-pulmonaire généralisée avec broncho-pneumonie corticale ; des lésions de myocardite dégénérative, *néphrite interstitielle ancienne avec néphrite aiguë récente* et œdème lymphatique intense ; hépatite péri-sus-hépatique ; lymphite splénique ; péricardite purulente.

OBSERVATION XL (Résumée).

(Dubost)

Br... entre le 28 janvier à l'hôpital Lariboisière.

Il raconte qu'il est mal à son aise et courbaturé depuis quatre jours, mais qu'il souffre de la gorge depuis deux jours et dans l'oreille droite depuis le matin même.

A l'examen, tympan légèrement congestionné ; rougeur et gonflement douloureux en arrière du pavillon. On craint la formation d'un abcès mastoïdien.

Le lendemain 29, phénomènes cérébraux intenses ; on craint une propagation aux méninges ; le malade est placé quatre jours en observation dans le service de chirurgie de M. Régnier. Il n'est pas opéré.

Le 2 février, l'angine a disparu ; ni rougeur ni douleur du côté de l'oreille droite. *Albuminurie en grande quantité dans les urines.*

Etat général mauvais.

Souffle de pneumonie et râles crépitants à la base du poumon gauche.

Les râles deviennent par la suite plus gros et plus humides.

Le dixième jour, on constate un pneumothorax gauche. Mort le 14 février.

Autopsie. — Deux foyers de gangrène pulmonaire dans le poumon droit. Pleurésie enkystée du côté gauche.

Congestion du foie et de la rate. *Congestion des reins.*

Pas de lésions cérébrales ni méningées.

Abcès mastoïdien à streptocoques à droite.

OBSERVATION XLI

(Poinot.)

Marguerite B..., 17 ans, est atteinte le 21 avril 1899 d'une angine aiguë avec fièvre, douleurs intenses dans la gorge et exsudat amygdalien.

Angine herpétique ; exsudat blanchâtre peu adhérent au niveau des cryptes de l'amygdale gauche ; tuméfaction et rougeur de l'amygdale droite avec un ou deux points blancs.

Douleur très vive à la déglutition, mouvements du cou douloureux. La malade se plaint lorsqu'on palpe la région sous-maxillaire, et à ce niveau on sent un ganglion hypertrophié.

La langue est blanche, saburrale, l'appétit a disparu.

Température : 38°4 le matin ; 38°8 le soir.

Les urines sont rouges, peu abondantes et contiennent un léger nuage d'albumine.

L'examen bactériologique de l'exsudat amygdalien montre la présence de quelques streptocoques et de staphylocoques : pas de bacille de Lœffler.

Traitement : régime lacté ; lavages de la gorge à l'eau boriquée, compresses chaudes sur le cou.

Le 23 avril, l'amygdale gauche est détergée ; l'amygdale
droite est recouverte d'un exsudat blanchâtre ; la fièvre persiste.

Le 24 avril, l'exsudat amygdalien a disparu du côté droit ;
la gorge est encore rouge, les amygdales hypertrophiées ; la
fièvre diminue, l'albumine persiste.

Le 28 avril, la malade se sent bien et demande à se lever ;
la gorge reste un peu rouge, les amygdales sont encore grosses ;
la fièvre n'est pas complètement tombée ; la température atteint
le matin 37°4 et le soir 37°8 ; les urines sont claires, mais
elles contiennent encore un nuage d'albumine. Pas d'œdème
des jambes ni de la face ; pas d appétit, langue saburrale.

Le régime lacté absolu est continué.

On continue aussi les lavages de la gorge à l'eau boriquée et
deux fois par jour les amygdales sont touchées au pinceau
imbibé de glycérine phéniquée.

Le 12 mai, l'albumine ayant complètement disparu depuis
quelques jours, on commence à alimenter la malade.

La gorge est normale, mais les amygdales sont restées un
peu grosses. Chaque soir se produit un léger accès de fièvre
39°6-37°7.

Le 25 mai, la malade commence à sortir, l'appétit est
revenu ; il n'y a pas d'albumine dans les urines.

Le 29 la malade se sent très fatiguée ; elle est pâle, courbaturée, le pouls est un peu rapide.

Le 30, elle est prise de douleurs très vives dans les cous-de-
pied ; la température atteint 39° le soir ; l'albumine reparaît, la
gorge est normale.

On ordonne une onction au niveau des articulations avec du
salicylate de méthyle et un enveloppement ouaté.

Le 1er juin les cous-de-pied sont encore douloureux et un peu
tuméfiés ; la peau est légèrement rouge à leur niveau.

La pression et les mouvements de l'articulation sont très douloureux.

Les genoux sont également douloureux spontanément et à la pression et au niveau de l'interligne et au niveau des bourses pré-articulaires ; pas de gonflement à leur niveau.

Temp : 37°5 le matin, 38°1 le soir.

Les urines ne sont plus albumineuses.

Rien au cœur.

3 juin. — Les cous-de-pied et les genoux ne sont plus douloureux ; les coudes et surtout les épaules sont légèrement sensibles à la pression. Pas d'albumine dans les urines.

La fièvre est presque tombée ; le soir seulement la température atteint 37°6.

Le teint est encore pâle.

Le 5 juin, la malade se plaint encore de quelques douleurs vagues.

Le 7 les douleurs ont cessé, la fièvre est tombée, on recommence à alimenter la malade ; pas trace d'albumine.

Le 15 juin la malade rétablie complètement fait sa première sortie.

Il faut remarquer dans cette observation l'apparition tardive de l'arthralgie qui commence quarante jours après le début de la maladie.

OBSERVATION XLII

(Castaigne).

Dod... Jean, 20 ans. Néphrite aiguë typique ayant débuté par une amygdalite phlegmoneuse. Entré à Cochin le 28 mars 1898. Epreuve du bleu le 29. Début de l'élimination du bleu et du chromogène au bout de trois heures. Elimination très peu marquée du bleu qui disparaît à la douzième heure et du chromogène qui n'existe plus à partir de la quinzième heure.

Le 10 avril, le malade qui n'a plus de fièvre continue à présenter de l'œdème des membres inférieurs, de la bouffissure de la face et 6 grammes d'albumine par vingt-quatre heures. Nouvelle épreuve du bleu. Début de l'élimination du bleu, un quart d'heure. Maximum très intense de la deuxième à la quatrième heure. Elimination très considérable terminée à la vingt-deuxième heure.

Le malade voulut sortir de l'hôpital, quoique non guéri et présentant encore des signes de néphrite parenchymateuse. Nous n'avons pas pu l'examiner depuis lors, mais nous avons su par son entourage qu'il avait été obligé de faire de nombreux séjours à l'hôpital, toujours pour les mêmes accidents.

Conclusions.

1. Les angines aiguës non spécifiques peuvent se compliquer de néphrite, soit pendant leur période aiguë, soit au moment de la convalescence.

2. La néphrite peut apparaître tardivement, plus de quinze jours après la guérison de l'angine.

3. Très souvent la néphrite est latente et n'est reconnue que par la recherche de l'albuminurie. L'examen des urines doit être pratiqué systématiquement pendant l'angine et pendant la convalescence. Il est prudent de répéter cet examen quinze jours après la guérison de l'angine, même si les recherches antérieures ont été négatives.

4. La néphrite consécutive aux angines, ordinairement curable, peut occasionner la mort par des accidents urémiques ou passer à l'état chronique.

5. Le régime lacté est le principal mode de traitement préventif et curatif de l'albuminurie des angines.

INDEX BIBLIOGRAPHIQUE

Benoît-Gonin. — Etude clinique sur l'albuminurie des angines. *Thèse*, Lyon, 1882.

Bergé. — Pathogénie de la scarlatine, *Thèse*, Paris, 1895.

Boucseim. — Tonsillitis. *The american journal of the med. science.* octobre 1889.

Bouchard. — Des néphrites infectieuses. *Revue de médecine*, 1881.

Boulloche. — Albuminurie. *Manuel de médecine*, t. VI.

Bourges. — Angines simples. *Manuel de médecine*, t. V.

Brault. — Maladies des reins. *Traité de médecine* Charcot-Bouchard, t. V.

Castaigne. — Epreuve du bleu de méthylène et perméabilité rénale. *Thèse*, Paris, 1900.

Caussade. — Néphrites aiguës. *Manuel de médecine*, t. VI.

Chauffard. — Néphrites. *Traité de médecine et de thérapeutique*, t. V.

Dauchez. — De l'amygdalite infectieuse et contagieuse. *France médicale*, 1889.

Descoings. — De l'amygdalite considérée comme maladie générale et infectieuse. *Thèse*, Paris, 1890.

Desnos. — Amygdales. *Dictionnaire de médecine et de chirurgie pratiques.*

DLUSKI. — Du pronostic de quelques variétés de néphrites chez les enfants. *Thèse*, Paris, 1891.

DUBOST. — Etude sur les complications septicémiques et pyohémiques des angines aiguës non diphtériques. *Thèse*, Paris, 1891.

DUBOUSQUET-LABORDERIE. — Quelques considérations cliniques sur les amygdalites infectieuses. *Gazette des hôpitaux*, 1887.

DUPRÉ. — Angines aiguës. *Traité des maladies de l'enfance*, t. II.

ENRIQUEZ. — Contribution à l'étude bactériologique des néphrites infectieuses. *Thèse*, Paris, 1892.

GALLOIS. — Néphrites et endocardites chez les adénoïdiens. *Bulletin médical*, 1897.

GAUCHER. — Pathogénie des néphrites. *Thèse d'agrégation*, 1886.

HUTINEL et DESCHAMPS. — Antisepsie médicale et scarlatine. *Bulletin médical*, 1890.

JEANSELME. — De l'arrière-gorge et de l'amygdale en particulier, considérées comme portes d'entrée des infections. *Gazette des hôpitaux*, 1890.

— Albuminurie. *Traité de médecine et de thérapeutique*, t. V.

KANNENBERG. — Ueber Nephritis bei acuten infections Krankheiten. *Zeitschr. f. Klin. med.*, 1880.

LAFFITTE. — Essai sur le mal de Bright et les néphrites. *Thèse*, Paris, 1889.

LANDOUZY. — De l'amygdalite infectieuse. *Progrès médical*, 1883.

— Fièvre amygdalienne. *Gazette des hôpitaux*, 1885.

LASÈGUE. — *Traité des angines*, 1868.

— Angine et néphrite rhumatismales. *Archives générales de médecine*, 1880.

LAURE. — Angine et albuminurie. *Mémoires de la Société médicale des hôpitaux*, 1881.

LÉCORCHÉ et TALAMON. — *Traité de l'albuminurie et du mal de Bright*.

Lereboullet (L.). — Rapport sur le mémoire de Laure: *Bulletin de la Société médicale des hôpitaux*, 1881.

Letainturier de la Chapelle. — Infections d'origine naso-pharyngée. Néphrite et endocardite. *Thèse*, Paris, 1897.

Renault (J.). — Albuminurie et néphrites. *Traité des maladies de l'enfance*, t. iii.

Roger. — *Traité des maladies infectieuses.*

Ruault. — Amygdalite catarrhale. *Traité de médecine* Charcot-Bouchard, t. iii.

Sallard. — Les amygdalites aiguës. *Thèse*, Paris, 1892.

Simonin. — Les complications de l'angine de Vincent, leur pathogénie. *Société médicale des hôpitaux*, 1901.

Teissier et Roques. — Maladies du pharynx. *Traité de médecine et de thérapeutique*, t. iv.